L&PMPOCKET**ENCYCLOPAEDIA**

CÉLULAS-TRONCO

Uma breve introdução

Série **L&PM**POCKET**ENCYCLOPAEDIA**

Alexandre, o Grande Pierre Briant
Anjos David Albert Jones
Ateísmo Julian Baggini
Bíblia John Riches
Budismo Claude B. Levenson
Cabala Roland Goetschel
Câncer Nicholas James
Capitalismo Claude Jessua
Células-tronco Jonathan Slack
Cérebro Michael O'Shea
China moderna Rana Mitter
Cleópatra Christian-Georges Schwentzel
A crise de 1929 Bernard Gazier
Cruzadas Cécile Morrisson
Dinossauros David Norman
Drogas Leslie Iversen
Economia: 100 palavras-chave Jean-Paul Betbèze
Egito Antigo Sophie Desplancques
Escrita Andrew Robinson
Escrita chinesa Viviane Alleton
Evolução Brian e Deborah Charlesworth
Existencialismo Jacques Colette
Filosofia pré-socrática Catherine Osborne
Geração Beat Claudio Willer
Guerra Civil Espanhola Helen Graham
Guerra da Secessão Farid Ameur
Guerra Fria Robert McMahon
História da medicina William Bynum
História da vida Michael J. Benton
História econômica global Robert C. Allen
Império Romano Patrick Le Roux
Impressionismo Dominique Lobstein
Inovação Mark Dodgson e David Gann
Islã Paul Balta
Japão moderno Christopher Goto-Jones
Jesus Charles Perrot
John M. Keynes Bernard Gazier
Jung Anthony Stevens
Kant Roger Scruton
Lincoln Allen C. Guelzo
Maquiavel Quentin Skinner
Marxismo Henri Lefebvre
Memória Jonathan K. Foster
Mitologia grega Pierre Grimal
Nietzsche Jean Granier
Paris: uma história Yvan Combeau
Platão Julia Annas
Pré-história Chris Gosden
Primeira Guerra Mundial Michael Howard
Reforma Protestante Peter Marshall
Relatividade Russell Stannard
Revolução Francesa Frédéric Bluche, Stéphane Rials e Jean Tulard
Revolução Russa S. A. Smith
Rousseau Robert Wokler
Santos Dumont Alcy Cheuiche
Sigmund Freud Edson Sousa e Paulo Endo
Sócrates Cristopher Taylor
Teoria quântica John Polkinghorne
Tragédias gregas Pascal Thiercy
Vinho Jean-François Gautier

Jonathan Slack

CÉLULAS-TRONCO

Uma breve introdução

Tradução de JANAÍNA MARCOANTONIO

www.lpm.com.br

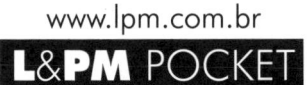

Coleção **L&PM** POCKET, vol. 1293

Texto de acordo com a nova ortografia.
Título original: *Stem Cells: A Very Short Introduction*

Primeira edição na Coleção **L&PM** POCKET: setembro de 2018

Tradução: Janaína Marcoantonio
Capa: Ivan Pinheiro Machado. *Ilustração*: dra_schwartz/iStock
Preparação: Marianne Scholze
Revisão: Lia Cremonese

CIP-Brasil. Catalogação na publicação
Sindicato Nacional dos Editores de Livros, RJ

S64c

Slack, Jonathan
    Células-tronco: uma breve introdução / Jonathan Slack; tradução Janaína Marcoantonio. – 1. ed. – Porto Alegre [RS]: L&PM, 2018.
    176 p. : il. ; 18 cm.   (Coleção L&PM POCKET, v. 1293)

    Tradução de: *Stem Cells: A Very Short Introduction*
    ISBN 978-85-254-3797-6

    1. Células-tronco. 2. Ciências médicas. I. Marcoantonio, Janaína. II. Título.

18-51837   CDD: 616.02774
                    CDU: 602.9

Vanessa Mafra Xavier Salgado - Bibliotecária - CRB-7/6644

© Jonathan Slack, 2012
Stem Cells **foi originalmente publicado em inglês em 2012.**
Esta tradução é publicada conforme acordo com a Oxford University Press.

Todos os direitos desta edição reservados a L&PM Editores
Rua Comendador Coruja, 314, loja 9 – Floresta – 90.220-180
Porto Alegre – RS – Brasil / Fone: 51.3225.5777

PEDIDOS & DEPTO. COMERCIAL: vendas@lpm.com.br
FALE CONOSCO: info@lpm.com.br
www.lpm.com.br

Impresso no Brasil
Primavera de 2018

Sumário

Prefácio 7

Capítulo 1: O que são células-tronco? 9

Capítulo 2: Células-tronco embrionárias 31

Capítulo 3: Células-tronco pluripotentes
personalizadas 50

Capítulo 4: Possíveis tratamentos usando
células-tronco pluripotentes 69

Capítulo 5: Células-tronco de tecidos específicos ... 94

Capítulo 6: Terapias atuais com células-tronco
de tecidos específicos 115

Capítulo 7: Expectativas realistas e não realistas ... 135

Glossário 149

Leituras complementares 161

Índice remissivo 165

Lista de ilustrações 173

Sobre o autor 175

Prefácio

Este livro tem por objetivo apresentar ao leitor as células-tronco: explicar o que são, o que os cientistas fazem com elas, que terapias estão disponíveis atualmente e o que se pode esperar que aconteça nos próximos anos. Lida com a ciência e a medicina das células-tronco, e não com ética, lei ou política. Há muitos outros livros, e infindável cobertura na imprensa, sobre tais assuntos, mas esta obra centra-se na ciência.

Espero que os leitores adquiram uma compreensão da diferença entre células-tronco embrionárias e células-tronco de tecidos específicos, e da importância e do potencial das recém-descobertas células-tronco pluripotentes induzidas. Também é importante que compreendam que a terapia com células-tronco ainda está em sua infância. Hoje, a maior parte das verdadeiras terapias com células-tronco é algum tipo de transplante de medula óssea, e a maioria das outras atividades sendo realizadas sob esse nome (chamadas, neste livro, de "pretensas terapias com células-tronco") têm fundamentação lógica limitada e provavelmente sejam ineficazes.

A aplicação prática da maior parte da ciência ainda pertence ao futuro. Sendo assim, escrevo como um otimista e acredito que as gerações futuras colherão muitos frutos das pesquisas atuais com células-tronco e das pesquisas em medicina regenerativa de maneira geral.

Agradeço a Janet Slack, Rebecca McKnight, Pamela Self, Helen Brittan e Jakub Tolar por terem lido rascunhos deste livro e terem feito recomendações quanto à exatidão e à acessibilidade das informações aqui contidas.

Quadro 1: Acrônimos essenciais

Neste livro, o uso de abreviações é mínimo, mas algumas são inevitáveis:

CTE: célula-tronco embrionária
célula iPS: célula-tronco pluripotente induzida
DNA: ácido desoxirribonucleico
FDA: Food and Drug Administration [agência da vigilância sanitária do governo dos Estados Unidos]
HLA: antígeno leucocitário humano
CTH: célula-tronco hematopoética (formadora de sangue)
TCTH: transplante de célula-tronco hematopoética

O Glossário, no final, fornece explicações adicionais sobre esses acrônimos, bem como definições para todos os termos apresentados em *itálico*.

Capítulo 1
O que são células-tronco?

Que todos nós envelhecemos e morremos é um fato insuportável. Passamos a maior parte da vida tentando não pensar nesse fato e, para nos ajudar a lidar com isso, quase todas as religiões criaram crenças a respeito da sobrevivência da mente consciente mesmo após a deterioração do corpo e do cérebro. Embora tendamos a não pensar na morte, todos nós somos ávidos por evitar a incapacitação. Temos horror a estados congênitos como paralisia cerebral; a acidentes que possam causar danos graves como cegueira ou paralisia; e à perda de independência causada por muitas enfermidades que acompanham a idade avançada, como doença de Alzheimer, AVC, insuficiência cardíaca ou câncer. Esse é especialmente o caso se temos um amigo próximo ou um membro da família acometido por uma dessas afecções ou responsável por alguém em tais condições. Ansiamos por uma cura miraculosa que coloque fim ao sofrimento e traga de volta a pessoa que conhecemos.

Nossa ânsia é ainda maior por causa do sucesso da saúde pública em prevenir, e da medicina científica em curar, uma ampla gama de outras aflições da infância e da meia-idade. A maioria dos que vivemos em países desenvolvidos hoje pode esperar chegar à idade avançada sem ter de lidar com graves problemas de saúde no caminho, e isso torna ainda mais trágicos os casos de doença grave que ainda ocorrem.

A maioria das pessoas valoriza as pesquisas com células-tronco porque acredita que estas proporcionarão curas novas e eficazes para estados clínicos atualmente incuráveis. Essa é a principal força por trás das grandes somas de dinheiro investidas em pesquisas na área. Alguns cientistas também são motivados pelo desejo de encontrar novas curas, mas muitas vezes têm objetivos mais limitados, envolvendo a compreensão de fenômenos biológicos específicos. Este é apenas um exemplo das diferentes percepções que diferentes pessoas têm acerca das pesquisas com células-tronco. Quando consideramos que a biologia das células-tronco também é do interesse de bioengenheiros, políticos, investidores em biotecnologia e pacientes desesperados, e envolve uma série de questões éticas, jurídicas e religiosas, podemos ver que se trata de uma área científica que desperta um fascínio além do comum.

O que é uma célula-tronco?

Uma *célula-tronco* é uma célula que pode se reproduzir e gerar diferentes tipos de células funcionais. Para entender o que isso significa, devemos primeiro compreender a natureza das células. As células são a unidade estrutural elementar de um corpo animal ou vegetal. Cada célula tem um *núcleo* contendo o material genético (*DNA*) e um *citoplasma* contendo uma mistura complexa de *proteínas* e outros tipos de moléculas que desempenham tarefas mecânicas ou bioquímicas específicas. Há cerca de 210 tipos de células diferentes no corpo humano. A maioria delas são o que chamamos de células *diferenciadas*, e cada tipo de célula diferenciada tem uma função específica e uma aparência característica quando observada no microscópio. As células do fígado (*hepatócitos*), do músculo do coração (*cardiomiócitos*) e do cérebro (*neurônios*) são tipos bem conhecidos de células diferenciadas. O tipo diferenciado a que uma célula pertence depende de quais *genes* estão ativos em seu núcleo. Cada gene codifica uma proteína específica, e o repertório de genes que estão ativos e, portanto, de proteínas que são produzidas define o tipo de célula. O termo *expressão gênica* é usado para descrever a produção de proteínas por genes ativos. O conjunto completo de genes presentes no núcleo celular é chamado *genoma*, e à primeira vista o genoma é o mesmo para cada célula no corpo. Uma célula não diferenciada é uma que não tem uma especialização óbvia de *expressão gênica* e tem uma aparência mais ou menos genérica no microscópio. Mas só porque não é possível observar a especialização não significa que ela não exista. A maioria das células não diferenciadas são especializadas de alguma forma, sobretudo em termos de restrições quanto a que outros tipos de célula elas podem se tornar. Células não diferenciadas são encontradas no *embrião*, onde se desenvolvem em vários tipos de células diferenciadas no decurso do tempo. Também são encontradas em alguns cânceres, onde tendem a ser má notícia, por sua capacidade de crescimento irrestrito. As células não diferenciadas são às vezes, mas não sempre, células-tronco.

Há um consenso razoável sobre a definição de células-tronco fornecida acima. Isso compreende apenas duas propriedades: são células capazes de se reproduzir e também de gerar células-filhas que se tornam células diferenciadas (Figura 1). Exemplos de células diferenciadas oriundas de células-tronco são as da pele, do sangue e do revestimento do intestino. A pele é um exemplo familiar. Sua camada externa, chamada epiderme, é composta de células chamadas queratinócitos. A camada externa de células da epiderme se renova todos os dias, e nossa pele se mantém como um tecido funcional porque novas células estão sendo criadas continuamente na camada de células inferior. Essa camada basal contém as células-tronco da epiderme. Quando elas se dividem, cerca de cinquenta por cento de sua progênie permanece na camada basal como células-tronco, e as outras se dividem mais algumas vezes e então entram em um processo de maturação para se tornarem queratinócitos. À medida que amadurecem, elas sobem pelas camadas de células que compõem a epiderme. Começam a ativar novos genes e a produzir proteínas, incluindo grande quantidade de proteínas fibrosas chamadas queratinas, que dão à pele suas propriedades desejáveis de elasticidade, resistência e impermeabilidade. Por fim, as células da epiderme morrem e se tornam discos chatos, basicamente compostos de queratina. São essas células mortas que estão sendo constantemente removidas do exterior de nossa pele.

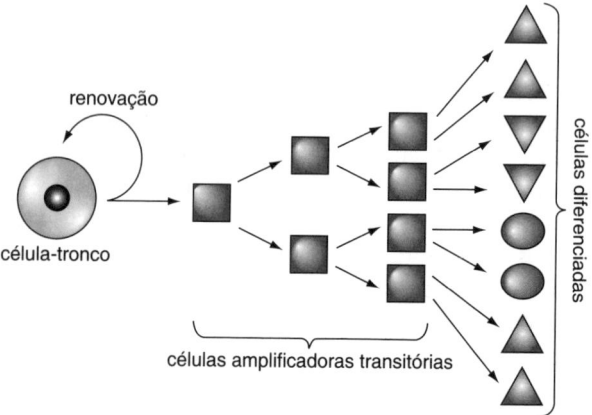

1. O conceito de célula-tronco. A célula-tronco se renova e gera células diferenciadas. A progênie imediata de uma célula-tronco de tecido específico serão células amplificadoras transitórias, ou células progenitoras, que se dividem um número finito de vezes antes de se diferenciarem. Com frequência, mas não sempre, a célula-tronco gera mais de um tipo de célula diferenciada

A epiderme é um exemplo de *tecido de renovação*, cujas células estão sendo continuamente renovadas por divisão celular ao longo da vida do organismo. Os tecidos de renovação não poderiam existir sem células-tronco, e os tipos mais bem caracterizados de células-tronco são aqueles responsáveis pela renovação de tecidos. Elas são muitas vezes chamadas *células-tronco de tecidos específicos* para remeter ao fato de que cada tipo de célula-tronco é responsável por produzir as células de seu próprio tecido em particular, e de nenhum outro.

A estrutura de um tecido de renovação sempre contém alguma forma de microambiente – chamado *nicho* – que seja favorável à persistência e à função da célula-tronco. Por exemplo, as células-tronco epidérmicas estão associadas com projeções (papilas) da camada basal (derme) na pele; as células-tronco intestinais estão associadas com células de Paneth contendo grânulos no fundo de poços minúsculos no interior do intestino (conhecidos como criptas); e as células-tronco que formam o sangue (*hematopoéticas*) estão situadas na medula óssea, associadas com células ósseas ou vasos sanguíneos.

As células-tronco não são, de forma alguma, as únicas células no corpo que se dividem. Embriões, organismos jovens e tecidos de renovação contêm muitas outras células que se dividem sem persistirem por tempo indefinido e se tornando algum outro tipo de célula após algumas divisões celulares. Estas são chamadas células *progenitoras* ou, especificamente em tecidos de renovação, *células amplificadoras transitórias*.

As propriedades dos tecidos de renovação possibilitaram a definição original do comportamento das células-tronco em termos de capacidade de se renovar e de gerar progênie diferenciada. Hoje, no entanto, as células-tronco mais famosas são as *células-tronco embrionárias* (*CTEs*). Em certo sentido, a CTE é a célula-tronco emblemática. É o tipo de célula-tronco que tem atraído toda a controvérsia ética, e é nela que as pessoas leigas estão pensando quando se referem a "pesquisas com células-tronco". Mas, ironicamente, a célula-tronco embrionária não existe na natureza. Foi criada pelo ser humano e só existe no mundo da *cultura de tecidos*: a geração de células em frascos no laboratório, mantidas em incubadoras de temperatura controlada, expostas a concentrações controladas de oxigênio e dióxido de carbono e nutridas por um meio artificial complexo. As células cultivadas em laboratório costumam ser identificadas pela expressão latina *in vitro* (em vidro, já que os frascos em questão costumavam ser feitos de vidro) e distinguidas das células *in vivo* (dentro do organismo vivo).

As CTEs satisfazem a definição básica apresentada acima: são células não diferenciadas que podem se dividir sem limites; e também podem produzir células diferenciadas funcionais, provavelmente todos os tipos de células que normalmente são encontradas no corpo. As CTEs se originam de células que se encontram no interior do embrião em seu estágio inicial. A razão pela qual suas equivalentes *in vivo* não são consideradas células-tronco verdadeiras é que, no desenvolvimento embrionário normal, elas logo darão origem a outros tipos de células, de modo que, ao contrário das células-tronco da camada basal da epiderme mencionadas acima, não permanecem iguais por mais do que alguns poucos dias. Mas *in vitro*, cultivadas no frasco, elas realmente são células-tronco, porque podem permanecer iguais durante anos, ou podem ser levadas a se diferenciar em uma gama de tipos de células funcionais. Para evitar a confusão, é sempre útil distinguir claramente entre as células-tronco de tecidos específicos, tais como as encontradas na epiderme, e as células-tronco *pluripotentes*, que compreendem as células-tronco embrionárias e também as *células-tronco pluripotentes induzidas* (*células iPS*), que são muito parecidas com elas.

O termo *pluripotente* será usado com frequência neste livro. Significa a capacidade de formar qualquer um dos tipos de célula encontrados em um corpo normal. As células-tronco de tecidos específicos não são pluripotentes, já que só são capazes de formar os tipos de célula de um único tecido. Estas, às vezes, são chamadas multipotentes, quando o tecido contém muitos tipos de célula (como o sangue), ou unipotentes, quando há apenas um (como as células-tronco dos testículos, que formam espermatozoides).

Outro termo que será encontrado com frequência em páginas na internet e em debates éticos é *células-tronco adultas*. Esse é mais um termo político do que biológico. Refere-se a qualquer coisa que possa ser considerada célula-tronco mas não seja uma célula-tronco embrionária. Assim, células-tronco de tecidos específicos e células iPS são ambas consideradas células-tronco adultas, embora sejam completamente diferentes em suas propriedades e, de fato, as células iPS sejam muito parecidas com as CTEs. Além disso, várias células mal definidas em cultura são chamadas de "células-tronco adultas", embora possam se originar de partes da placenta, do sangue do cordão umbilical ou de fetos, e não só de seres humanos adultos.

Os leitores com inclinação filosófica talvez tenham notado que a definição de célula-tronco que apresentei, amplamente aceita entre cientistas biomédicos, implica definir um comportamento em vez de um estado intrínseco. Em outras palavras, não podemos identificar uma célula-tronco como sendo um tipo de "coisa" específico; só podemos identificá-la observando o que faz. Essa é uma questão prática real, e não apenas filosófica. Muitos cientistas tentaram encontrar genes cuja expressão seja característica de todos os tipos de células-tronco, mas até o momento esse esforço se mostrou inócuo, exceto no sentido trivial de que os genes requeridos para a sobrevivência celular ou divisão celular estão necessariamente ativos nas células-tronco. Em particular, os genes sabidamente responsáveis pelo comportamento pluripotente das CTEs não costumam estar ativos em células-tronco de tecidos específicos. Portanto, estamos presos ao fato de que só podemos definir as células-tronco por seu comportamento, e que o tipo mais bem conhecido de célula-tronco, a célula-tronco embrionária, é um artefato criado pelo ser humano, e não uma entidade pertencente à natureza.

Cultura de tecidos

Conforme mencionado acima, a tecnologia da cultura de tecidos, também chamada de cultura celular, é absolutamente crucial para a biologia das células-tronco e, portanto, é necessário apresentar suas características. Cultura de tecidos significa produzir células fora do corpo, em tubos de ensaio, pratos ou frascos contendo meios artificiais.

Os primeiros métodos rudimentares para manter células animais vivas *in vitro* foram desenvolvidos por embriologistas no final do século XIX e aperfeiçoados particularmente por Alexis Carrel, um cientista francês que, no início do século XX, trabalhou no Instituto Rockefeller de Pesquisa Médica de Nova York (mais tarde, Universidade Rockefeller). Mas a cultura de tecidos só se tornou uma prática disseminada a partir dos anos 1950, quando passou a ser possível comprar de fornecedores biológicos os meios complexos necessários, e se tornou fácil inibir a contaminação microbiana graças à oferta então recente de antibióticos.

A maioria das células no corpo não estão se dividindo e existem no interior dos tecidos, tipicamente como comunidades de vários tipos de células diferentes, muito próximas umas das outras e de vasos sanguíneos e nervos. Quando pequenos pedaços de tecido são colocados em um ambiente de cultura celular, certos tipos de célula migram desses pedaços e começam a se reproduzir, mas outros não, de modo que a cultura de tecidos é um processo intrinsecamente seletivo. As células na cultura de tecidos normalmente são cultivadas em superfícies de plástico, onde aumentam de número para formar uma única camada (monocamada). Assim que a monocamada se torna contínua e preenche todo o prato, as células geralmente param de se reproduzir. Para que continuem se reproduzindo, elas são subcultivadas por meio do tratamento com uma enzima (tripsina) que deteriora sua adesão ao plástico e permite que fiquem suspensas no meio. Em suspensão, as células podem ser diluídas em um novo meio e distribuídas a novos recipientes, onde voltarão a se unir, e assim o ciclo de reprodução pode recomeçar. Cada uma de tais subculturas é chamada *passagem*. Todas as manipulações das células necessitam ser realizadas em cabines de segurança especiais, que têm fornecimento de ar esterilizado para evitar que bactérias ou esporos de fungos entrem nos recipientes. Uma vez que os meios de cultura celular são extremamente nutritivos, os micro-organismos prosperam neles e, se conseguirem entrar na cultura, superarão facilmente as células animais. Os recipientes usados para a cultura normalmente são mantidos em incubadoras a 37°C (a temperatura corporal dos mamíferos) e 5% de dióxido de carbono (um nível similar ao do ambiente do tecido normal).

As células da cultura de tecidos também podem ser armazenadas congeladas em nitrogênio líquido (-196ºC). Usando-se técnicas cuidadosas de congelamento e descongelamento, elas podem ser armazenadas nessa temperatura por tempo indefinido e posteriormente revividas para que se reproduzam.

Certos tipos de célula prosperam em cultura de tecidos e outros não. A maioria dos pedaços de tecido (explantes) colocados em cultura gerará um conjunto de células chamadas *fibroblastos*, que têm uma forma estrelada irregular e são orientadas de maneira aleatória. Acredita-se que sejam similares às células normalmente encontradas na derme (a camada inferior da pele), mas não se sabe ao certo a origem dos fibroblastos na cultura de tecidos, e tampouco se sabe quantos tipos

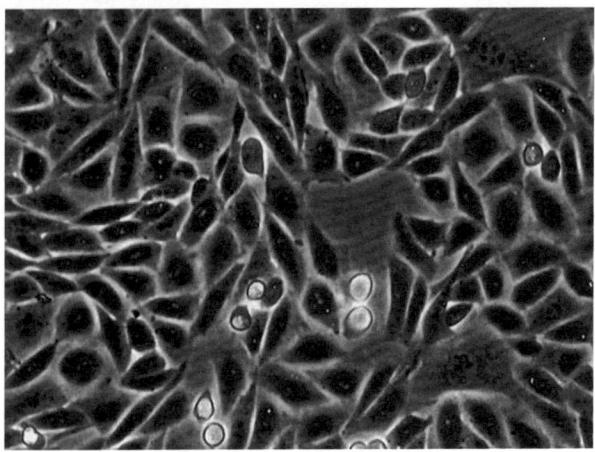

2. Células se reproduzindo em cultura de tecido. Estas são células de ovários de uma hamster chinesa. Cada forma escura é uma célula

de célula diferentes no corpo os fibroblastos produzidos em cultura de fato representam. Também é possível cultivar células de outra grande classe morfológica, as chamadas *células epiteliais*. As células epiteliais, das quais o queratinócito da epiderme é um exemplo, formam fileiras entre as células e normalmente secretam uma camada extracelular, a membrana basal, sob as fileiras. As superfícies superior e inferior do epitélio são diferentes (dizemos que as células são polarizadas), e na camada epitelial todas elas estão orientadas para o lado de cima. A maioria de nossos tecidos funcionais são compostos de epitélio, como por exemplo a epiderme da pele; o revestimento dos tratos respiratório, reprodutivo e intestinal; o fígado; e todos os nossos órgãos glandulares.

A cultura de tecidos tem sido muito útil para todo tipo de finalidade, especialmente o cultivo de células em condições adequadas para experimentação, e também para propósitos práticos como a produção industrial de vacinas ou dos vários hormônios e *fatores de crescimento* que hoje são usados em certa medida em terapias. Entretanto, a cultura de tecidos tem duas características relevantes que podem causar problemas, e é especialmente importante compreendê-las no contexto das pesquisas com células-tronco. Primeiro, o ambiente da cultura de tecidos, sendo de rápida proliferação, é extremamente propenso à seleção. Se ocorre uma mutação em uma célula que lhe confere uma pequena vantagem sobre as demais no que concerne à velocidade de reprodução, a progênie dessa célula logo superará o resto da cultura e passará a representar praticamente todas as células no prato. Isso significa que toda cultura de tecidos é um exercício de evolução acelerada, e é inevitável que após um certo número de passagens as células obtidas não sejam exatamente as mesmas que havia no início. Em segundo lugar, mesmo sem mutação e seleção, as células podem mudar suas propriedades na cultura de tecidos. As células sempre precisam ser responsivas ao seu ambiente, e os nutrientes, fatores de crescimento, hormônios e substrato físico experimentados na cultura de tecidos podem alterar profundamente a expressão gênica das células, o que significa que elas adquirem propriedades marcadamente distintas das que apresentavam *in vivo*. Como já mencionado, as próprias células-tronco embrionárias não correspondem exatamente a nenhum tipo de célula normal no embrião, e também se acredita que as células pluripotentes às vezes isoladas de organismos adultos sejam produto da cultura de tecidos.

A questão dos produtos da cultura de tecidos nos leva à temática muito importante das diferenças de percepção e perspectiva experimentadas por vários tipos de profissional envolvidos nessa linha de trabalho. Para um biocientista que deseja compreender a natureza, se uma população celular em cultura sofreu alguma modificação desde que saiu do corpo, isso significa que é um artefato e, intrinsecamente, menos interessante que sua equivalente no interior do corpo. Mas para um bioengenheiro que deseja fabricar produtos úteis, o interesse das células reside em sua utilidade em potencial, e suas características anormais podem até mesmo ser uma vantagem para o propósito almejado. Em outras palavras, para o engenheiro o interesse está em descobrir o que as células podem ser levadas a fazer, e seu lugar – ou ausência deste – no mundo natural é de importância secundária. As pessoas leigas tendem muito mais a se identificar com a visão de mundo do engenheiro do que do biólogo. Porém, a maioria das pesquisas com células-tronco têm sido realizadas por cientistas, e portanto sua perspectiva tende a dominar a pauta e pode, às vezes, levar a prioridades que parecem perversas aos olhos da sociedade.

Terapia celular

A razão pela qual as pesquisas com células-tronco são vistas como fonte de novas curas é que essa tecnologia oferece a possibilidade de terapia celular. Isso significa produzir novas células para substituir as que morreram e introduzi-las na parte do corpo em questão em um estado funcional; por exemplo, células do músculo do coração para um coração fraco, ou neurônios em uma parte do cérebro afetada por um AVC. Se células velhas, lesionadas ou a ponto de morrer podem ser substituídas por células jovens, em desenvolvimento e funcionais, o dano ao órgão em questão poderia ser revertido, e o indivíduo poderia ser curado de sua doença e viver por muito mais tempo. As células-tronco são vistas como a chave para a terapia celular porque são a fonte de novas células para transplante. As células-tronco de tecidos específicos são as que normalmente produzem muitos dos tipos de células diferenciadas do corpo, e as células-tronco embrionárias provavelmente podem produzir todos os tipos de célula em circunstâncias adequadas.

Isso soa muito atraente, e as páginas na internet de várias empresas e clínicas oferecendo "terapia com células-tronco" apresentam as coisas de forma simples assim. Mas a realidade da terapia celular apresenta mais de um problema. A primeira dificuldade é que muitos dos tipos de célula importantes no corpo não se reproduzem durante a vida adulta. Uma vez que se formaram no desenvolvimento embrionário, tendem a persistir por longos períodos, talvez até mesmo durante a vida inteira, com um índice mínimo de renovação celular. Mas para gerar células suficientes para um transplante, uma fonte de células só é útil se for expansível. Em outras palavras, algumas poucas células precisam ser capazes de se multiplicar na cultura de tecidos para se tornar uma grande população adequada para o enxerto. A maior parte dos tipos de célula requeridos para terapia celular simplesmente não se dividem na cultura de tecidos, ou, quando o fazem, logo perdem as características e propriedades que as tornam úteis. Esse é o caso, por exemplo, das células do fígado (hepatócitos) e das células do pâncreas que produzem insulina (*células beta*). Por causa desse problema, uma parte ínfima das terapias celulares realizadas hoje envolve a expansão de populações de células em cultura de tecidos antes da realização do enxerto. A terapia celular atual consiste basicamente do enxerto direto de células de uma pessoa em outra. Uma razão pela qual o transplante de medula óssea é a forma mais importante de terapia com células-tronco realizada atualmente é que é possível coletar medula óssea (e as *células-tronco hematopoéticas* que contém) em quantidade suficiente de doadores vivos. Outros tipos de terapia celular, como enxertos de ilhotas pancreáticas ou de hepatócitos, geralmente são feitos usando-se doações provenientes de cadáveres humanos, o que limita muitíssimo o fornecimento de células e a utilidade dos métodos.

O outro grande problema enfrentado pela terapia celular é o da imunidade. Os seres humanos, e todos os outros animais vertebrados, têm um sistema imunológico muito complexo, que evoluiu como meio de combater infecções; as células de micro-organismos invasores são reconhecidas como estrangeiras e destruídas. Esse sistema também causa a rejeição de enxertos de células ou de tecidos de um indivíduo em outro. As células do enxerto são reconhecidas como "estranhas" por uma população de glóbulos brancos chamada *linfócitos T*. Estas destroem as células-alvo expondo-as a substâncias tóxicas chamadas *citoquinas*, entre as quais estão os interferons, também importantes em resposta à infecção por vírus, e os fatores de necrose tumoral, que às vezes também são secretados por tumores e respondem por muitos de seus efeitos tóxicos sistêmicos. Os linfócitos T são capazes de reconhecer quase toda molécula nova que normalmente não encontram no corpo, mas a maior parte da resposta imunológica é dirigida contra uma família de moléculas na superfície da célula chamadas fatores *HLA* (*antígeno leucocitário humano*). Estas são glicoproteínas, moléculas compostas de proteínas codificadas pelos genes HLA e de carboidratos. Os genes HLA apresentam enorme variabilidade entre indivíduos.

Nesse ponto, vale mencionar que, quando os cientistas biomédicos falam de um "gene", eles normalmente estão pensando na versão normal do gene, que codifica uma proteína específica tendo uma função específica. Mas quando os biólogos evolucionistas, ou os psicólogos, ou as pessoas leigas, falam de um "gene", normalmente estão pensando nas variantes de um gene que diferentes pessoas podem ter, de tal modo que parte das diferenças em aparência, personalidade ou comportamento se deve à variante apresentada. Os biólogos chamam as variantes dos genes apresentadas por diferentes indivíduos de *alelos*. O sistema HLA compreende dois conjuntos de genes, chamados ABC e DR, e cada um deles pode ser ocupado por qualquer uma de uma variedade de alelos. O número total de combinações possíveis desses alelos é muito grande, e é por isso que o enxerto de tecido de um indivíduo em outro (um *enxerto alogênico* ou *aloenxerto*) costuma provocar uma reação de rejeição nos linfócitos T do receptor. Na prática clínica, essas reações são controladas por medicamentos que inibem o sistema imunológico (*medicamentos imunossupressores*). Mas a dificuldade de fazer isso aumenta se não houver grande compatibilidade entre os alelos HLA do enxerto e do receptor. Determinar o grau de compatibilidade do HLA é a base da tipagem de tecidos, motivo pelo qual é tão importante para o transplante de órgãos e para os tipos de terapia celular praticados atualmente.

Sabe-se desde os anos 1950 que os enxertos de tecido são tolerados quando realizados entre gêmeos idênticos. Isso ocorre porque gêmeos idênticos se originam da divisão espontânea de um mesmo embrião em duas partes. Eles têm exatamente o mesmo conjunto de alelos para todos os genes HLA, e para quaisquer outros genes envolvidos na rejeição a enxertos. O mesmo é válido para um enxerto tirado de um indivíduo e reimplantado em outra posição no mesmo indivíduo (um *enxerto autólogo* ou *autoenxerto*).

O uso de medicamentos imunossupressores para controlar a rejeição de aloenxertos tem um custo considerável. Os medicamentos geralmente têm efeitos colaterais que causam vários tipos de dano aos órgãos e, uma vez que reduzem a capacidade do indivíduo para gerar uma reação imunológica contra organismos invasores, tornam esses pacientes mais vulneráveis a infecções, e agravam o que poderiam ser infecções menores em um indivíduo com um sistema imunológico funcional. O potencial de produzir enxertos de células, tecidos ou órgãos que não requeiram imunossupressão é um verdadeiro cálice sagrado das pesquisas com células-tronco, e é por isso que a questão de cultura celular personalizada, discutida no Capítulo 3, é tão importante.

O terceiro grande problema com a terapia celular é o da entrega, isto é, como fazer com que as células cheguem à área do corpo afetada. As células normalmente são injetadas como uma suspensão na região onde o reparo é necessário. No caso do transplante de medula óssea, pode-se simplesmente injetá-las na corrente sanguínea, já que as células-tronco hematopoéticas (CTHs), que são o componente crucial do enxerto, podem ser transportadas pelo sangue para nichos na medula óssea do receptor e se instalar em tais nichos. Órgãos sólidos apresentam mais problemas. Na terapia celular experimental do coração ou da espinha dorsal, é comum injetar células em suspensão na região danificada. Mas está claro, com base em experimentos com animais, que a maioria das células morre logo após a injeção, e o objetivo de obter um conjunto de células tridimensional, funcional e integrado está longe de ser alcançado.

Portanto, atualmente a terapia celular enfrenta uma série de obstáculos cruciais, sobretudo a dificuldade de obter os tipos de célula requeridos em quantidade suficiente, o problema da imunidade e da rejeição ao enxerto, e os problemas associados a uma entrega eficaz. Essas são todas questões difíceis, mas serão resolvidas. A importância das células-tronco é que elas oferecem soluções em potencial para pelo menos os dois primeiros problemas. A questão do fornecimento de células pode ser resolvida porque as células-tronco pluripotentes (CTEs e iPS) são capazes de se reproduzir sem limites em cultura de tecidos, e são capazes de se transformar em qualquer um dos tipos de célula normalmente encontrados no corpo. O problema da imunidade e da rejeição ao enxerto pode ser contornado criando-se bancos de células, de modo que sempre haja um HLA compatível para cada indivíduo, ou usando-se um dos métodos para produzir células iPS personalizadas. Estas são células-tronco pluripotentes produzidas a partir do próprio paciente, sendo totalmente compatíveis e, portanto, não provocando rejeição ao enxerto. O terceiro problema, da entrega eficaz, pertence não tanto à área de pesquisas com células-tronco quanto à área de bioengenharia. O segredo é melhorar a sofisticação da cultura de tecidos, de modo que as células possam ser produzidas em formatos tridimensionais ou configurações específicas de tecido, que podem então ser enxertadas como um todo integrado em vez de serem injetadas como células individuais.

Eficácia incerta das pretensas terapias com células-tronco

Além dos exemplos de terapias com células-tronco que serão discutidos neste livro, são oferecidas, atualmente, uma série de outras "terapias com células-tronco" que não têm uma explicação científica clara. Isso normalmente envolve enxertos autólogos de células de uma parte do corpo em outra, ou às vezes enxertos alogênicos de determinada linhagem celular na região afetada. Esse tipo de procedimento raramente é parte de um estudo clínico controlado. Para os propósitos deste livro, esse tipo de atividade será chamado de *pretensa terapia com células-tronco*, embora também seja conhecido como "turismo de células-tronco" (Quadro 2).

Quadro 2: Turismo de células-tronco

Para o bem ou para o mal, vivemos em um mundo onde é possível conseguir dinheiro simplesmente chamando atenção e fazendo promessas. Naturalmente, toda promessa de novas curas para doenças progressivas e debilitantes está fadada a atrair atenção. Em parte por causa de uma verdadeira falta de compreensão da ciência, em parte por causa das próprias visões divergentes de clínicos e cientistas, em parte por causa dos debates éticos e em parte por causa do desejo de ganhar dinheiro, a promessa de "terapia com células-tronco" tem sido feita com frequência e com alarde, e tem atraído muito mais atenção do que de fato merece. Isso tem encorajado muitos milhares de pessoas com doenças graves, aflitivas e debilitantes, muitas vezes em estado terminal, a procurar na terapia com células-tronco uma cura milagrosa. Tais pessoas estão dispostas a viajar o mundo e pagar grandes somas de dinheiro a clínicas que oferecem tais curas. Com efeito, por que não fariam isso? É, literalmente, uma questão de vida ou morte, e alguma esperança de vida vinda de um novo tratamento experimental sempre vale o risco em comparação com as inevitáveis deterioração e morte. Infelizmente, a maior parte do que se oferece hoje é quase certamente ineficaz.

A tragédia do turismo de células-tronco tem origem em um viés familiar a todos os que se dedicam à estatística médica. Na maioria das doenças, há grande variação individual na taxa de progressão, e pode ser muito difícil prever o que acontecerá com um indivíduo em particular nos próximos dois ou três anos. Imaginemos uma doença cerebral degenerativa para a qual não há cura, mas em que há períodos imprevisíveis de remissão, e períodos em que os pacientes se sentem melhor, mesmo sem que a função neuronal seja de fato melhorada. Suponhamos que cem de tais pacientes se submetam à milagrosa terapia com células-tronco do Dr. Bem-Estar. Por mero acaso, alguns desses pacientes passarão por um período de remissão logo depois de terem se submetido à terapia. Eles sentirão um grande otimismo com relação a isso. Sua aposta na nova terapia e seu gasto considerável parecem ter valido a pena. Essas pessoas são facilmente persuadidas a escrever depoimentos entusiasmados elogiando o Dr. Bem-Estar por sua cura, e essas cartas logo estarão publicadas no site da clínica a fim de atrair mais clientes. Igualmente por mero acaso, muitos outros dos cem pacientes não melhoram, ou pioram, logo após o tratamento. Mas eles não escrevem depoimentos e, se escrevem cartas de reclamação, são educadamente lembrados das letras miúdas no contrato afirmando que o tratamento é experimental e a cura não é garantida. De todo modo, suas cartas não são publicadas no site da clínica. Esse processo, envolvendo variabilidade natural no decurso da doença e viés de seleção no relato dos resultados, facilmente constrói um edifício de evidências de eficácia que é totalmente falso.

O Dr. Bem-Estar provavelmente não tem os contatos ou os recursos necessários para participar de um estudo clínico controlado e, portanto, mesmo que quisesse determinar a eficácia por métodos estatisticamente aceitáveis, não conseguiria fazer isso. Ele é muito mais propenso a acreditar em seus próprios olhos: especialmente nos pacientes gratos que recebem sua terapia e melhoram logo depois. Isso é conhecido no ramo como evidência "anedótica" e, até a invenção dos estudos clínicos controlados randomizados nos anos 1940, toda avaliação de eficácia na medicina se baseava em tais métodos não confiáveis.

É raro ser possível determinar a eficácia de um novo tratamento sem um estudo clínico controlado. Os estudos clínicos são um assunto muito complexo, mas em essência procuram evitar uma análise tendenciosa fazendo uma comparação entre dois tratamentos realizados de maneira idêntica em todo um grupo de indivíduos. A facilidade de fazer a comparação é inversamente proporcional à variabilidade inerente à doença. Quanto mais variável, maiores precisam ser os grupos de teste para que seja possível detectar uma diferença real na eficácia do tratamento. Tendo em vista que, muitas vezes, os resultados são um pouco subjetivos, é importante, se possível, que o paciente não saiba se é membro do grupo de teste que recebe o novo tratamento ou do grupo controle que não o recebe. É ainda melhor se a equipe médica que lida com os pacientes e registra os resultados também não souber quem está em cada grupo. Há muitos outros problemas complexos em torno dos estudos clínicos, mas até mesmo a necessidade de ter uma amostra grande o suficiente para detectar uma diferença e de ocultar a identidade dos grupos de teste e de controle significa que os estudos clínicos só podem ser realizados por grandes centros médicos acadêmicos, e muitas vezes com a cooperação de vários centros.

A maior parte das pretensas terapias com células--tronco são fornecidas por médicos ou por clínicas particulares que não estão em posição de realizar testes controlados. Uma vez que os pacientes estão constantemente pedindo conselhos sobre tais terapias, a questão tem sido muito espinhosa para os cientistas que investigam células-tronco. Em 2008, a Sociedade Internacional de Pesquisa com Células-Tronco (ISSCR) esteve a ponto de declarar que nenhum novo tratamento com células-tronco deveria ser realizado em pacientes humanos, a não ser que fosse parte de um estudo controlado. No fim, a ISSCR não adotou essa postura purista e acabou declarando que os novos tratamentos precisavam ter alguma "fundamentação lógica e expectativa de sucesso". Isso pode parecer óbvio, mas, mais uma vez, revela as diferentes percepções dos mesmos dados do ponto de vista de diferentes profissionais, cada um deles inserido em sua própria cultura. Com frequência, a justificativa para um cientista é muito diferente da justificativa para um clínico. Por exemplo, se a injeção da medula óssea de um paciente em seu coração leva a dois por cento de melhoria em suas funções, mas se acredita que todas as células morrem no primeiro dia, isso constitui um argumento válido para tratamento futuro? O cientista dirá: "Não – nós não entendemos o que está acontecendo; precisamos voltar ao laboratório e descobrir, antes de oferecer mais tratamentos". Por outro lado, o clínico estará inclinado a dizer: "Sim – dois por cento não é muito, mas é melhor do que nada, e devo oferecer o melhor aos meus pacientes. Eu não me importo em compreender o mecanismo, conquanto haja algum benefício". Esse intercâmbio representa apenas duas das culturas envolvidas com células-tronco e encarando-as de perspectivas muito diferentes.

Capítulo 2
Células-tronco embrionárias

Apesar do fato de estarem apenas começando a contribuir para alguma forma de tratamento, as células-tronco embrionárias (CTE) são as que vêm causando todo o alvoroço. Para ser mais preciso, o alvoroço é sobre as células-tronco embrionárias *humanas*. Originalmente, as CTEs foram produzidas a partir de embriões de camundongos, e as CTEs humanas surgiram algum tempo depois. Até o momento, as CTEs de camundongos têm muito mais importância prática que as de humanos, porque possibilitaram o desenvolvimento de um importante setor de pesquisa baseado na criação de camundongos geneticamente modificados.

Todos os embriões animais começam a vida como um óvulo fertilizado por um espermatozoide. O produto da fusão entre o óvulo e o espermatozoide é chamado de óvulo fertilizado. Este inicialmente se divide para formar um pequeno aglomerado de células similares. Um embrião típico, como o de uma rã, prossegue para se tornar uma blástula (uma bola de células contendo uma cavidade), e então passa por um processo complexo de movimento celular que resulta na formação das três camadas de células denominadas *camadas germinativas*. A camada externa é a *ectoderme*, que posteriormente se tornará a epiderme e o sistema nervoso central. A camada intermediária é a *mesoderme*, que dará origem aos músculos e aos *tecidos conjuntivos* (esqueleto, tendões, bainhas em torno de outras estruturas); e a camada interna é a *endoderme*, que mais tarde se tornará o revestimento epitelial do intestino e do sistema respiratório. Então, as células de cada camada começam a se diferenciar para formar cabeça, tronco e cauda reconhecíveis, acompanhadas da formação de aglomerados de células representando os precursores de cada parte e órgão específicos do corpo. Embora esse processo seja extremamente complexo, tornou-se razoavelmente bem compreendido em um nível molecular, graças às pesquisas dos últimos trinta anos em biologia do desenvolvimento.

Uma vez que os mamíferos são vivíparos, o primeiro estágio de desenvolvimento de um mamífero difere do de uma rã em um aspecto importante. Depois de alguns dias, o embrião se instala no útero da mãe e é nutrido por uma placenta, por meio da qual os nutrientes passam da corrente sanguínea materna à do embrião ou *feto*. Parte da placenta se origina dos tecidos do útero, mas parte se origina do próprio embrião. Uma vez que o embrião mamífero produz um embrião propriamente dito e também parte da placenta, a denominação mais correta é "concepto", em vez de "embrião". No entanto, tal é a força emotiva da palavra "embrião" que as tentativas dos cientistas de usarem "concepto" ou "pré-embrião" fracassaram. O termo "embrião" é usado aqui por ser mais familiar, embora "concepto" seja certamente mais apropriado.

O embrião de um mamífero tem poucos dias de existência livre antes de se instalar no útero, durante os quais é conhecido como *embrião pré-implantação* (Figura 3). Nesse estágio, ele é uma bola de células, a maioria delas destinadas a se tornar parte da placenta. De fato, os primeiros eventos do desenvolvimento de um mamífero estão mais voltados à produção da placenta. Na primeira etapa, a camada externa de células na bola original se torna uma estrutura similar à pele, chamada trofectoderme. Na bola, formam-se uma cavidade cheia de fluido e um aglomerado de células não diferenciadas denominadas *massa celular interna*. Nesse estágio, o embrião todo é chamado de *blastocisto*, que é a versão mamífera da blástula dos embriões de vida independente como os da rã. No desenvolvimento normal, a massa celular interna produz várias camadas de células adicionais destinadas a se tornarem parte da placenta, bem como as células do embrião propriamente dito. A diversificação das partes no embrião começa com a formação de uma *linha primitiva* de células após cerca de seis dias de desenvolvimento em um camundongo, ou cerca de quinze dias em um humano. Essa é a etapa em que se formam as três camadas germinativas, e também é o estágio após o qual a geração de gêmeos deixa de ser possível. Antes da linha primitiva, gêmeos idênticos podem ser gerados por meio da

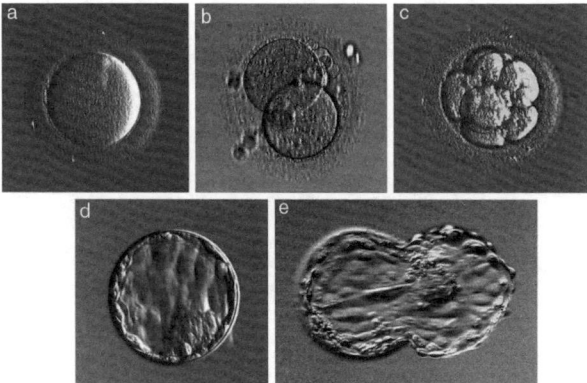

3. Embriões humanos em estágio de pré-implantação. (a) Óvulo fertilizado. (b) Estágio de duas células. (c) Estágio de oito células. (d) Estágio de blastocisto. A massa celular interna é o pequeno aglomerado de células no canto inferior direito. (e) Blastocisto em cultura. As células estão saindo e aderindo à superfície de plástico.
Cortesia de Kim Stelzig e Meri Firpo, Instituto de Células-Tronco da Universidade de Minnesota

divisão mecânica de mamíferos não humanos em dois. Com base na configuração das membranas placentárias em gêmeos humanos, acredita-se que o mesmo seja válido para a geração espontânea de gêmeos em humanos. A linha primitiva também é o estágio em que, pela primeira vez, é possível identificar uma população de células exclusivamente destinadas a formar o embrião (compreendendo uma região um pouco maior do que a linha primitiva), e não a placenta. Por todas essas razões, a linha primitiva é considerada o último estágio para experimentação com embriões humanos no Reino Unido e em algumas outras jurisdições.

As *células-tronco embrionárias* (*CTE*) são células produzidas em cultura de tecidos a partir da massa

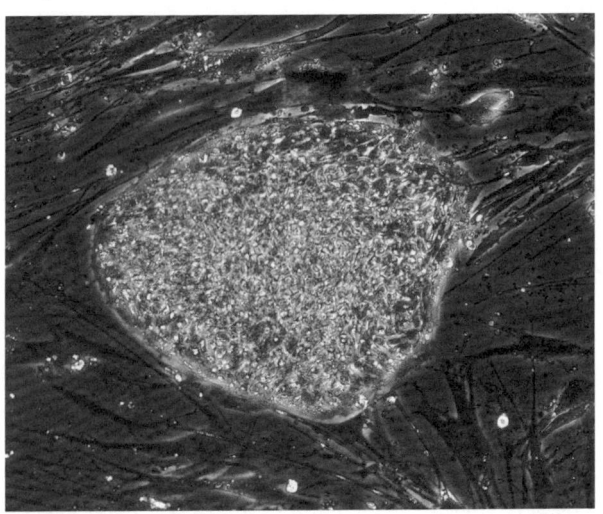

4. Uma colônia de CTEs humanas em cultura. A colônia contém algumas centenas de pequenas células e é cercada por uma camada alimentadora de grandes fibroblastos alongados.
Cortesia de Lucas Greder, Instituto de Células-Tronco da Universidade de Minnesota

celular interna de um embrião de mamífero no estágio de blastocisto. São pequenas células que se reproduzem formando colônias extremamente compactas. Em geral, elas são colocadas sobre uma camada de outras células de cultura de tecidos (*células alimentadoras*) que foram inativadas por meio de raios X ou de tratamento com fármacos para evitar que se dividam. É por isso que uma imagem de CTEs (Figura 4) normalmente mostra uma série de manchas (as próprias colônias de células TE) cercadas por material cinzento pouco definido (a monocamada de células alimentadoras). As células alimentadoras fornecem às CTEs os fatores de crescimento e os materiais extracelulares necessários. Entretanto, o cultivo sem células alimentadoras também é possível e, por sua conveniência e pelo fato de que as células destinadas à terapia celular devem ser produzidas na ausência de qualquer produto de origem animal, os métodos para fazer isso certamente continuarão a ser aprimorados.

Células-tronco embrionárias de camundongos

As CTEs de camundongos foram isoladas pela primeira vez em 1981 por Martin Evans e Matthew Kaufman, da Universidade de Cambridge, Reino Unido, e por Gail Martin, da Universidade da Califórnia, São Francisco. Elas puderam se reproduzir sem limites e se diferenciar em uma ampla gama de tipos de célula *in vitro*. Além disso, mostraram-se muito eficazes ao colonizar embriões de camundongos nos quais foram injetadas e fornecer células a todas as partes do animal. Essas propriedades das CTEs de camundongos são mostradas na Figura 5.

Houve grande debate sobre o tipo de célula do embrião a que as CTEs correspondem de fato. À massa celular interna, que é usada para gerar as culturas, ou a algum estágio posterior do desenvolvimento? O exame dos padrões de expressão gênica das CTEs sugere que elas são um pouco diferentes de todas as populações de células normais no embrião. Além disso, existem algumas diferenças significativas entre as CTEs de camundongos e as CTEs de humanos no que concerne à necessidade de fatores de crescimento, à morfologia, à expressão gênica e ao comportamento de diferenciação. Essas diferenças poderiam indicar uma célula de origem distinta ou simplesmente mudanças provocadas pelo ambiente da cultura de tecidos.

Qualquer que seja o tipo de célula *in vivo* equivalente às células TE, não é uma célula-tronco. Todas as populações de células no embrião têm vida bastante curta e logo se transformam em outros tipos de células, destinados a formar partes do corpo ou tipos de tecido específicos. Por causa disso, as CTEs muitas vezes são descritas como um "produto *in vitro*". No entanto, esse fato não diminui sua grande importância para as várias aplicações que veremos a seguir.

Em um meio de cultura apropriado, as CTEs podem ser cultivadas sem limite. Quando colocadas em pratos não aderentes sem células alimentadoras, as CTEs de camundongos formarão *corpos embrionários,* pequenas estruturas que, em alguns aspectos, lembram os embriões de camundongos normais.

No entanto, eles não são o mesmo que embriões. Em primeiro lugar, não são envolvidos pela trofectoderme, a camada externa normal do blastocisto. Em segundo lugar, surgem em uma variedade de tamanhos, e as diferentes proporções entre superfície e volume e relações espaciais entre as partes significam que eles podem ser muito diversos quanto à sua estrutura e à sua composição. Após duas ou três semanas, os corpos embrionários

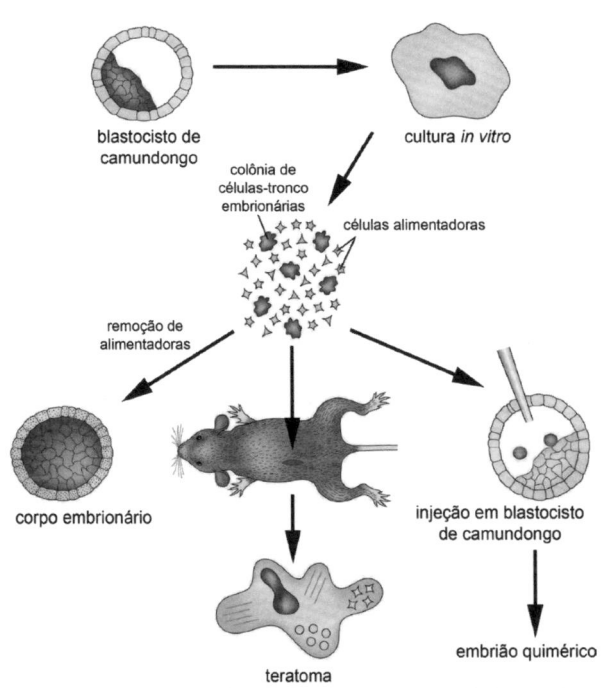

5. Propriedades das CTEs de camundongos. Elas podem crescer em cultura como células não diferenciadas e, em certas condições, podem se diferenciar como corpos embrionários. Podem ser implantadas nos embriões de camundongos, formando quimeras. Podem formar tumores do tipo teratoma quando implantadas em camundongos adultos imunodeficientes

normalmente geram populações de células representando muitas das principais partes do corpo, tipos de tecido e tipos de célula formados em um embrião normal. Porém, o padrão espacial é variável e anormal, e alguns tipos de tecido, como o músculo esquelético, raramente se formam. Estruturas similares a corpos embrionários também podem se transformar em uma monocamada celular sobre pratos de plástico aderente.

Quando implantadas em um animal adulto com um sistema imunológico compatível, como outro camundongo da mesma linhagem consanguínea, as CTEs dos camundongos formam um tipo de tumor chamado *teratoma* (Figura 5). Este contém ninhos de células em proliferação similares às CTEs originais. Também contém zonas de diferenciação em muitas partes do corpo e tipos de tecido, cuja configuração costuma ser extremamente caótica e variar de um tumor para outro.

O caráter pluripotente das CTEs é mantido por uma rede de *fatores de transcrição*, proteínas que se unem a sequências específicas no DNA e ativam ou inibem a expressão dos genes adjacentes. Os fatores de transcrição mais cruciais para a pluripotência são o Oct4, o Sox2 e o Nanog. Estes ativam os genes uns dos outros e inibem os genes requeridos para as primeiras etapas de diferenciação, resultando em um estado pluripotente razoavelmente estável.

Há muito se demonstrou que as CTEs de camundongos poderiam ser injetadas em blastocistos de outros camundongos, onde poderiam se integrar à massa celular interna do embrião receptor e contribuir para o desenvolvimento de todos os tecidos resultantes. Um organismo formado de uma mistura de células geneticamente distintas, das quais esta é um tipo, é chamado de *quimera*, lembrando a Quimera da mitologia clássica, que consistia de partes tiradas de vários tipos de animal diferentes. Especialmente significativo é o fato de que as CTEs podem contribuir para as células germinativas dos embriões quiméricos: os espermatozoides ou os óvulos. Isso significa que é possível gerar progênie a partir dos camundongos quiméricos que portam as variantes gênicas presentes nas células TE, as quais foram injetadas no estágio de blastocisto. As técnicas para isso foram desenvolvidas em grande parte por Mario Capecchi, da Universidade de Utah, e Oliver Smithies, da Universidade de Wisconsin, ambos os quais partilharam o Prêmio Nobel de 2007 com Martin Evans, um dos descobridores das CTEs de camundongos. O procedimento permite a criação de praticamente qualquer linhagem desejada de camundongos geneticamente modificados.

Nunca é demais ressaltar a importância disso, porque foi a base de grande parte das pesquisas biomédicas dos últimos 25 anos envolvendo o uso de dezenas de milhares de linhagens de camundongos geneticamente modificados para todos os tipos de propósitos. Resumidamente, essas linhagens de camundongos foram produzidas para a investigação do funcionamento normal dos genes e para a criação de "modelos animais" de doenças humanas. A função gênica normalmente é investigada produzindo-se um camundongo "nocaute", que carece do gene em questão. As propriedades alteradas de tal camundongo fornecem informações essenciais para compreender qual o papel desse gene no desenvolvimento normal. Podem-se produzir modelos animais de doenças humanas em que é gerada a mesma mutação que é responsável pela doença humana. Isso possibilita estudos da patologia molecular e o teste de novos tipos de tratamento, todos na escala pequena e relativamente barata do camundongo. Um novo medicamento que se mostre eficaz no camundongo usado como modelo será, então, um candidato para testes em animais maiores e, finalmente, em humanos.

São precisamente as duas propriedades essenciais das CTEs que possibilitaram a existência dessa vasta indústria de camundongos geneticamente modificados. A capacidade de expandir células sem limites em cultura de tecidos é uma precondição para uma manipulação genética eficaz. Quando uma nova versão de um gene é introduzida nas células, é necessário selecionar aquelas poucas células em que esta se integra ao DNA da célula hospedeira exatamente na posição correta. Tal seleção só é possível na cultura de tecidos, onde se pode isolar e expandir uma célula modificada em meio a muitos milhões, usando-se condições de reprodução seletiva. A manipulação genética de camundongos também depende totalmente da pluripotência das células TE, o que significa que elas podem entrar na linhagem germinativa após a injeção em embriões receptores, transformar-se em óvulos e espermatozoides nos camundongos quiméricos resultantes e, assim, possibilitar a produção de novos camundongos portando os genes modificados.

Células-tronco embrionárias humanas

As células produzidas a partir da massa celular interna de embriões humanos, tendo muitas propriedades em comum com as CTEs de camundongos, foram isoladas pela primeira vez em 1998 por James Thomson, da Universidade de Wisconsin. Esse trabalho foi precedido de um extenso trabalho com primatas não humanos.

As CTEs humanas têm gerado controvérsia por uma única razão: são feitas de embriões humanos. Assim como os embriões de camundongos, a primeira diferenciação visível do embrião humano implica a formação de uma trofectoderme externa envolvendo uma cavidade cheia de fluido que, em um dos lados, contém a massa celular interna (Figura 3). Se as células da massa celular interna forem removidas, colocadas em um meio adequado e cultivadas com células alimentadoras, produzirão uma linhagem de CTEs humanas. Há certas diferenças de expressão gênica, aparência e comportamento entre as CTEs de humanos e de camundongos, mas em geral elas são bem similares.

Ambas têm em comum as duas propriedades cruciais de serem capazes de se reproduzir sem limites e de gerar uma multiplicidade de tipos de células diferenciadas diferentes. Não sabemos se as CTEs humanas podem se integrar a um embrião humano para formar uma quimera. Tal experimento seria extremamente antiético, porque poderia levar à formação de um bebê humano com anormalidades imprevisíveis, e ninguém se arriscaria a tentar. Entretanto, o que sabemos é que as CTEs humanas podem formar corpos embrionários *in vitro* e que podem formar teratomas quando enxertadas em camundongos imunodeficientes. Tanto os corpos embrionários quanto os teratomas geram muitos tipos de tecido diferentes, e isso indica que as CTEs humanas provavelmente têm o nível elevado de pluripotência observado nas CTEs de camundongos.

A análise do teratoma é particularmente importante no teste de novas linhagens de CTEs humanas para determinar sua pluripotência, já que é antiético realizar implantes em embriões humanos com esse propósito. As células são consideradas pluripotentes se os teratomas às quais dão origem formam tecidos tipicamente derivados de todas as três camadas germinativas embrionárias: ectoderme, mesoderme e endoderme. Os camundongos usados nos testes de teratomas precisam ter um sistema imunológico gravemente comprometido (*imunodeficiente*) ou o enxerto de tecido humano seria rejeitado pelo sistema imunológico do receptor.

A palavra "pluripotente" se tornou o termo usual para descrever a capacidade das CTEs para formar os mais variados tipos de células. As CTEs costumavam ser descritas como "totipotentes", mas esse termo caiu em desuso porque as CTEs de camundongos normalmente não formam trofectoderme durante o processo de diferenciação *in vitro*. Ironicamente, as CTEs humanas, que muitas vezes se considera que correspondem a um tipo de célula *in vivo* mais maduro do que a massa celular interna, formam trofectoderme *in vitro*. Talvez porque não exista explicação lógica para esse fato, o termo "totipotente" tampouco é usado para CTEs humanas, e passou a ser reservado apenas para o próprio óvulo fertilizado.

De onde vêm os embriões para a produção de CTEs humanas? Vêm das clínicas de fertilização *in vitro* (FIV). A FIV é hoje uma grande indústria, e em toda parte há clínicas voltadas para famílias de classe média e alta. Normalmente, a mãe recebe um tratamento hormonal que faz com que vários de seus *oócitos* amadureçam simultaneamente, em vez de um por mês, como seria o normal. Assim, em um ciclo é possível coletar de dez a doze oócitos, fertilizá-los e permitir que se desenvolvam por alguns dias, originando embriões pré-implantação. Hoje se considera antiético implantar mais de dois embriões por vez por causa do risco de gravidez múltipla, e por isso o restante é congelado para uso futuro. Se a primeira implantação não funcionar, outros dois embriões podem ser descongelados e reimplantados, sem necessidade de outro ciclo de estimulação hormonal e coleta de oócitos. Mas é muito comum que nem todos os embriões congelados sejam usados. As mães podem conseguir engravidar uma ou mais vezes e não desejar mais, ou podem decidir, por alguma outra razão, não se submeter a outra rodada de implantação. Portanto, muitas clínicas de FIV têm uma grande quantidade de embriões armazenados em nitrogênio líquido. Em algum momento, é preciso se livrar dos embriões excedentes. Uma opção é simplesmente descartá-los. Outra é doá-los para fins de pesquisa, incluindo a geração de novas linhagens de células TE, e muitos pais o fazem de bom grado.

Aplicações das
células-tronco embrionárias humanas

Em termos de possíveis aplicações práticas, a enorme importância das CTEs humanas é que elas oferecem um caminho em potencial para produzir os tipos de célula necessários para terapia celular. Retomaremos esse tema mais tarde com exemplos relacionados a doenças específicas; por ora, consideremos apenas os princípios gerais de como isso pode ser feito. O segredo é a compreensão do desenvolvimento embrionário normal, resultado dos últimos trinta anos de pesquisas graças aos esforços dos investigadores em biologia do desenvolvimento. O desenvolvimento embrionário costumava ser completamente misterioso: como uma simples bola de células similares pode se transformar, após poucos dias ou semanas, em um animal em miniatura contendo muitos grupos de células, cada um deles destinado a formar uma parte do corpo ou um órgão específico? Por meio de uma combinação de experimentos microcirúrgicos, genéticos e de biologia molecular, hoje sabemos que o desenvolvimento embrionário se dá por uma série de eventos de sinalização e resposta nos quais um pequeno grupo de células é exposto a diferentes níveis de concentração de uma dada substância extracelular. As células expostas a um nível de concentração superior a certo limiar são programadas para se desenvolverem em uma direção, por meio da ativação ou inibição de genes específicos; as células expostas a um nível de concentração inferior a esse limiar são programadas para se desenvolverem em outra direção. No contexto do embrião, as substâncias extracelulares de sinalização costumam ser chamadas de *fatores indutores* ou "morfogenes", mas elas pertencem a várias das mesmas classes de proteínas que os fatores de crescimento e as citocinas ativas após o nascimento. Uma sucessão de tais eventos leva à formação de uma estrutura corporal complexa contendo muitos tipos de tecidos e órgãos, começando com a simples blástula ou bola de células. Os biólogos do desenvolvimento identificaram a maior parte dos fatores indutores e também muitos dos genes que precisam ser ativados ou desativados para realizar cada etapa do processo.

A estratégia para que as CTEs se tornem um determinado tipo de célula é, portanto, conceitualmente muito simples. As células são expostas à mesma sequência de fatores indutores, às mesmas concentrações e nos mesmos momentos, como seriam durante o desenvolvimento embrionário normal. Tipicamente, isso requer de quatro a seis etapas de tratamentos, e cada resposta das CTEs as torna capacitadas a responderem

Etapas de desenvolvimento induzido:

| endoderme | → | tubo digestivo | → | intestino dianteiro posterior | → | botão pancreático | → | células endócrinas |

Substâncias usadas na cultura:

| Activin Wnt | Ciclopamina FGF10 | Ácido Retinoico Ciclopamina FGF10 | DAPT Exendina-4 | IGF1 Exendina-4 HGF |

Meios usados para a cultura:

| RPMI, RPMI+0.2% sérum | RPMI 2% sérum | DMEM 1%B27 | DMEM 1%B27 | CMRL 1%B27 |

Duração máxima da etapa:

| 4 dias | 4 dias | 4 dias | 3 dias | 3+dias |

6. Um exemplo de procedimento usado para controlar a diferenciação de CTEs humanas, neste caso gerando células beta pancreáticas produtoras de insulina. Há cinco estágios nesse procedimento, cada um deles envolvendo um meio de cultura diferente e a adição de diferentes inibidores e fatores de crescimento para controlar a decisão seguinte. Esse procedimento foi concebido pela empresa californiana Viacyte Inc. (ex-Novocell Inc.)

ao tratamento seguinte. O resultado final é uma população de células diferenciadas do tipo desejado. Na realidade, os eventos normais não são compreendidos com precisão, o ambiente do prato de cultura é um pouco diferente do ambiente do embrião intacto, e diferentes linhagens de CTEs têm comportamentos ligeiramente diferentes. Por todas essas razões, há certa necessidade de testes empíricos, bem como de planejamento racional, e os protocolos podem variar um pouco de um laboratório para outro. Entretanto, a estratégia essencial é comum a todos os laboratórios e pode ser ilustrada pelo exemplo na Figura 6, que mostra um protocolo para a geração de células produtoras de insulina a partir de CTEs humanas.

Embora as pessoas leigas considerem que a terapia celular seja a aplicação óbvia para as CTEs humanas, vale notar que muitos dos cientistas que trabalham com CTEs humanas tendem a ser um pouco céticos de que elas realmente venham a ser usadas para terapia. Eles argumentam que a importância das CTEs humanas reside em outras áreas, três das quais são contempladas atualmente. Em primeiro lugar, há a investigação do desenvolvimento normal. A disponibilidade de células que realizem certas etapas do desenvolvimento *in vitro* oferece um método para investigar determinados aspectos do desenvolvimento embrionário humano normal que do contrário seriam inacessíveis, porque não seria ético experimentar diretamente com embriões humanos depois de implantados no útero. Em segundo lugar, há o estudo da patologia celular para as doenças genéticas humanas, em que as células em questão podem ser obtidas *in vitro*. Embora às vezes seja possível obter amostras de tecido dos indivíduos afetados, as CTEs portadoras de uma mutação que dá origem a uma doença genética dão acesso às populações de células embrionárias e imaturas cujo funcionamento pode estar comprometido em decorrência direta da mutação. Sua disponibilidade aumenta a possibilidade de estudar os processos patológicos envolvidos na doença. Em terceiro lugar, há a possibilidade de obter células humanas normais ou geneticamente anormais para o teste de medicamentos. Alguns tipos de células, tais como os músculos do coração (cardiomiócitos), são muito difíceis de se obter em forma viável, e até mesmo as células do fígado humano (hepatócitos) são escassas. A possibilidade de produzir qualquer quantidade de tais células transformará a capacidade de testar medicamentos em potencial e provavelmente reduzirá o número de animais necessários para esse propósito.

É provável que todas essas coisas aconteçam e se mostrem muito importantes. Mas são atividades específicas, e a verdade é que a sociedade quer curas, sobretudo nas áreas em que há grande investimento de dinheiro público em pesquisas com CTEs humanas, e as quer o quanto antes. Ao mesmo tempo, uma minoria da população, em particular nos Estados Unidos, se opõe radicalmente ao uso de embriões humanos ou CTEs para qualquer finalidade. A incompatibilidade total de visões entre os que querem curas e os que querem proteção para embriões congelados é a causa do longo e intenso debate ético sobre esse assunto (Quadro 3).

Quadro 3: O debate ético sobre células-tronco embrionárias humanas

Os que se opõem a pesquisas com células-tronco consideram que os embriões humanos pré-implantação, tais como retratados na Figura 3, devem ter plenos direitos humanos, e que usá-los para produzir

CTEs equivale a assassinato. Nos Estados Unidos, a expressão evocativa "norte-americanos em miniatura" tem sido usada para descrever embriões pré-implantação congelados. Há um programa realizado pela organização de adoção Nightlight para promover a "adoção" dos 400 mil embriões que estão "congelados, esperando para ser escolhidos"; em outras palavras, disponibilizá-los para a transferência de embriões a mães substitutas que assim o desejem. A maioria das pessoas que pensam dessa forma são muito religiosas e com frequência consideram que estão seguindo os ensinamentos de sua fé ao se opor às pesquisas com células-tronco. Com efeito, a Igreja Católica é hostil ao uso de células-tronco humanas para toda e qualquer finalidade, assim como alguns grupos protestantes. Eles consideram que a vida humana começa com a fertilização e que os óvulos fertilizados e todos os estágios de desenvolvimento posteriores devem ter plenos direitos humanos.

Ironicamente, na Idade Média, antes da descoberta dos espermatozoides e óvulos humanos, a Igreja Católica ensinava que a alma entra no feto humano no momento em que a mãe pode sentir o feto mover-se dentro dela pela primeira vez. Mas isso ocorre após cerca de 18 a 24 semanas de gestação, bem depois do momento em que a maioria dos abortos são realizados e muito depois de o feto ter sido um embrião pré-implantação. Esse ensinamento, portanto, foi silenciosamente esquecido.

Quanto às outras religiões, a visão budista é similar à católica, considerando que a condição de ser humano começa com a concepção. De acordo com o ensinamento judaico e o islâmico, o embrião humano não tem qualquer status especial até que quarenta dias tenham se passado, após os quais a condição de ser humano se desenvolve gradativamente. Os judeus, em particular, tendem a apoiar pesquisas com CTEs humanas. Os hindus consideram que a condição de ser humano depende da reencarnação da pessoa anterior, que se acredita ocorrer, dependendo do grupo na fé, em algum momento entre a concepção e o sétimo mês de gestação. Portanto, a verdade é que há uma considerável diversidade de visões sobre essa questão entre os seguidores de diferentes religiões.

O que os cientistas pensam? Os indivíduos podem ter opiniões diferentes sobre todos os tipos de assunto, mas a grande maioria dos cientistas biomédicos considera que a condição de ser humano se desenvolve gradativamente e que os embriões pré-implantação não são o mesmo que seres humanos, sendo mais similares a amostras de tecido ou de células humanas cultivadas. Por exemplo, o banco de sangue é um exemplo familiar de algo que é geneticamente humano e está vivo, mas não é um ser humano. O mesmo pode ser dito dos órgãos ou tecidos doados, ou de outros tipos de células humanas produzidas em cultura. Tais amostras de células ou de tecidos estão sujeitas a várias regulamentações envolvendo o consentimento informado para sua utilização. Houve uma série de debates sobre como enquadrar essas regulamentações, e escândalos ocasionais decorrentes de interpretações equivocadas, mas ninguém jamais afirmou que as células humanas em cultura de tecidos, ou em rins doados, ou em glóbulos brancos congelados, ou em outros tipos de entidades que são ao mesmo tempo humanos e vivos, deveriam ter os mesmos direitos humanos que seres humanos completos e autoconscientes. Considerando que CTEs humanas são produzidas a partir de embriões pré-implantação excedentes doados por seus progenitores, que do contrário teriam de ser descartados, muito poucos cientistas se opõem à prática.

Capítulo 3

Células-tronco pluripotentes personalizadas

Células-tronco e clonagem

A criação e o uso de linhagens de CTEs humanas tem gerado debate considerável porque estas se originam de embriões humanos. Mas a biologia das células-tronco também está envolvida com uma questão que enfrenta a oposição de outro grupo, em parte coincidente com o primeiro. Trata-se da *clonagem*, e sua relação com a biologia das células-tronco reside na busca de possíveis caminhos para produzir células-tronco pluripotentes personalizadas que tenham compatibilidade genética absoluta com um paciente específico e, portanto, não provoquem rejeição imunológica ao enxerto.

Clonar algo significa fazer um conjunto de cópias geneticamente idênticas. Podemos clonar moléculas de DNA inserindo uma certa molécula em um micro-organismo para que esta seja copiada a fim de produzir milhões de moléculas idênticas. A clonagem molecular é realizada em todos os laboratórios biomédicos do mundo, praticamente todos os dias. Causou certa controvérsia quando as técnicas foram implementadas nos anos 1970, sobretudo por causa de temores exagerados com relação a possíveis problemas de segurança, mas hoje é uma atividade rotineira da qual depende toda a biotecnologia. Também podemos clonar células em culturas de tecidos. Se levarmos uma célula a se reproduzir para formar uma colônia, estamos fazendo clonagem, já que todas as células na colônia são geneticamente idênticas à originária. A clonagem celular também é praticada diariamente com diferentes finalidades em inúmeros laboratórios no mundo inteiro, e não é objeto de controvérsia. Mas, para um leigo, "clonagem" não se refere à clonagem molecular ou celular; significa produzir animais inteiros que sejam cópias genéticas exatas de outro animal. Se podemos fazer isso com animais, fazê-lo com pessoas é um pequeno passo tecnológico, e o fantasma da clonagem humana é facilmente evocado.

A clonagem de animais está profundamente arraigada na biologia do desenvolvimento, ciência que estuda como os embriões funcionam no nível celular e molecular. Os primeiros clones foram feitos no fim do século XIX, separando-se células de embriões de rãs e de ouriços-do-mar e colocando-se as células desses embriões em isolamento. Em muitos tipos de animais, incluindo mamíferos, as duas células resultantes da divisão do óvulo fertilizado formarão um embrião completo cada uma. Os embriões têm metade do tamanho normal, mas terão o tamanho de seus irmãos em um momento posterior, quando começarem a crescer. Tais clones são, com efeito, gêmeos idênticos, e acredita-se que a maioria dos gêmeos idênticos humanos surge por esse mesmo mecanismo, a separação das primeiras duas células formadas pela divisão do óvulo fertilizado.

O nome mais famoso na embriologia durante a primeira metade do século XX foi o de Hans Spemann, que trabalhou na Universidade de Friburgo, na Alemanha. Ele recebeu o Prêmio Nobel de Fisiologia em 1935 por sua descoberta da indução embrionária, o processo de sinalização e resposta que está por trás do desenvolvimento dos animais (e dos humanos). Um de seus experimentos representou o primeiro exemplo da clonagem de um embrião animal usando o núcleo de uma célula em um estágio posterior ao das duas primeiras células. Ele mostrou que se um óvulo de salamandra fertilizado for cingido por uma ligadura, adquirindo a forma de um haltere, a metade contendo o núcleo se divide, e a outra metade, não. Após algumas divisões celulares, o afrouxamento da ligadura pode permitir que um único núcleo passe da metade não dividida à metade dividida da célula. Apesar do fato de que esse núcleo já se dividiu várias vezes, Spemann demonstrou que poderia promover o desenvolvimento da metade do óvulo não dividida e fazer com que ela originasse um embrião completo.

Então, os biólogos do desenvolvimento se perguntaram por quanto tempo isso continuaria sendo verdadeiro. Robert Briggs e Thomas King, do Instituto de Pesquisa do Câncer na Filadélfia, transplantaram núcleos celulares de embriões de rãs no estágio de blástula (uma bola de células simples) em óvulos enucleados. Eles descobriram que era possível obter embriões completos. Em experimentos subsequentes, os pesquisadores examinaram a capacidade dos núcleos, obtidos em estágios posteriores do desenvolvimento, de promover o desenvolvimento de óvulos enucleados. Os estudos mostraram que, depois que os embriões haviam passado do estágio de blástula, os resultados eram cada vez menos satisfatórios. Esses experimentos foram explorados por John Gurdon, primeiro na Universidade de Oxford e mais tarde na de Cambridge. Ele obteve resultados similares aos de Briggs e King, mas enfatizou a proporção muito pequena de transplantes cujos núcleos de estágios posteriores produziam girinos de qualidade razoável. Ele também provou que núcleos de queratinócitos diferenciados da pele poderiam, com pouquíssima eficácia, promover o desenvolvimento de girinos, embora não de rãs adultas.

Mas nos anos 1950 a estrutura do DNA foi identificada. Sabia-se que os genes eram feitos de DNA e acreditava-se que toda célula no animal contivesse o mesmo conjunto de genes. Portanto, que o núcleo de uma célula diferenciada fosse capaz de promover o desenvolvimento de um óvulo era o resultado esperado, e provavelmente por ser o resultado esperado é que o baixíssimo índice de sucesso de Gurdon foi celebrado como algo positivo, e não negativo. Desde esses experimentos com embriões de rãs, é amplamente aceito que todos os genes estão presentes em pelo menos a maioria dos tipos de célula em todo o desenvolvimento, de modo que o êxito da clonagem por meio de transplante nuclear é apenas uma questão de "reprogramar" o núcleo a fim de restaurar o programa de expressão gênica característico do óvulo fertilizado.

A clonagem de animais ganhou as manchetes em 1997, quando uma técnica similar à desenvolvida por Briggs e King foi usada para produzir a ovelha Dolly. O criador, Ian Wilmut, trabalhava em uma estação de pesquisa agrícola, o Instituto Roslin, perto de Edimburgo, na Escócia, e seu principal interesse era aprimorar os métodos para introdução de genes em animais de criação. Ele conseguiu pegar o núcleo de uma célula de ovelha em cultura de tecido e transplantá-lo para o oócito enucleado de uma ovelha. Como as ovelhas são mamíferos, o embrião resultante precisa ser transferido novamente para o útero de outra ovelha que serve como mãe substituta. Só uma pequena proporção dos embriões originados de transferência nuclear se desenvolveram, mas um deles nasceu e sobreviveu para alcançar a imortalidade midiática sob o nome de Dolly. Nos anos seguintes, muitas outras espécies de mamíferos foram clonadas com métodos similares, incluindo camundongos, ratos, gatos, hamsters, porcos e bovinos (Figura 7). O método é hoje conhecido como *transferência nuclear de célula somática* (*TNCS*), sendo que uma célula *somática* é qualquer célula que não seja uma célula germinativa.

Dolly causou um grande furor na mídia porque as ovelhas, sendo animais mamíferos, são muito mais próximas dos seres humanos em sua biologia reprodutiva do que as rãs. Fez com que a possibilidade de *clonagem reprodutiva* humana parecesse iminente. De fato, jamais aconteceu uma clonagem reprodutiva humana, e praticamente todos os cientistas se opõem a ela por razões de segurança. Os estudos de expressão gênica em embriões de animais gerados por TNCS indicaram muitas anormalidades, e é muito provável que algumas destas resultariam em anormalidades anatômicas levando a sequelas em um bebê recém-nascido.

Clonagem terapêutica

Todos podemos concordar, embora por razões diferentes, que a clonagem reprodutiva humana em nossos dias seria algo ruim. Mas um embrião em seu estágio inicial produzido por transferência nuclear tem outra capacidade muito importante: pode ser usado para criar uma linhagem de CTEs. Tal linhagem celular será geneticamente idêntica ao doador do núcleo original e, uma vez que as CTEs podem ser usadas como matéria-prima para vários tipos de célula úteis do ponto de vista terapêutico, a linhagem celular poderia servir como fonte de enxertos imunologicamente compatíveis para essa pessoa.

Como esse procedimento não envolve a formação de um indivíduo clonado, tornou-se conhecido como *clonagem terapêutica.*

Entretanto, até hoje os cientistas não obtiveram sucesso com a clonagem terapêutica humana (ver

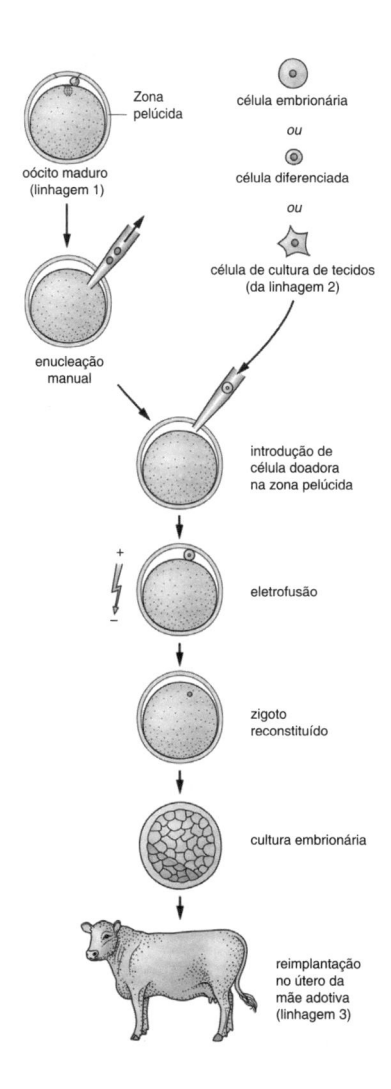

7. Procedimentos usados para a clonagem de mamíferos inteiros. O animal resultante terá a constituição genética do núcleo celular que foi introduzido no oócito

Quadro 4). Experimentos com muitas espécies de animais mostraram que a transferência nuclear de células somáticas é um processo ineficaz. De maneira similar às transferências nucleares de embriões de rãs realizadas em estágios posteriores, apenas uma pequena minoria dos óvulos reconstituídos são capazes de se desenvolver o suficiente para gerar uma linhagem de CTE. Por esse motivo, é um procedimento problemático para ser usado em humanos por causa da dificuldade de se obter oócitos humanos, que são o material essencial. Estes só podem ser obtidos de voluntárias que passam por estimulação hormonal e coleta laparoscópica de oócitos, da mesma forma que é feito para a FIV. Esse procedimento não é agradável e envolve certo risco. Algumas mulheres estão dispostas a se submeter a ele por dinheiro, e são as doadoras de óvulos para clínicas de FIV dedicadas ao tipo de tratamento de fertilidade que requer a doação de óvulos. Mas os institutos de pesquisa normalmente não estão autorizados a pagar doadores e, portanto, não recebem oócitos.

Células-tronco pluripotentes induzidas (iPS)

Hoje, é improvável que a clonagem terapêutica venha a ser praticada em seres humanos, em parte por causa das questões éticas, em parte por causa da dificuldade de obter oócitos, e em parte porque se descobriu um método muito mais simples de produzir células pluripotentes. As *células-tronco pluripotentes induzidas* (*células iPS*), extremamente similares às células TE, são produzidas introduzindo-se alguns genes específicos em células normais. Essa técnica foi uma descoberta notável feita pelo dr. Shinya Yamanaka, da Universidade de Kyoto, no Japão, em 2006. O que ele fez foi introduzir um grande conjunto de genes, sabidamente importantes para a função das células TE, em fibroblastos, e observar se aparecia alguma colônia de células similares às CTEs. Então, subtraiu-se do conjunto um gene de cada vez para descobrir quais deles eram realmente essenciais. Em seguida, os genes essenciais foram testados novamente em todas as combinações possíveis. O resultado foi um conjunto de quatro genes – *Oct4, Sox2, Klf4* e *c-Myc* – capazes de gerar uma colônia de CTEs para cada 10 mil células originais. As proteínas produzidas pelo *Oct4* e pelo *Sox2* estão no grupo principal de fatores de transcrição reguladores da pluripotência que normalmente estão ativos nas células TE. O *Klf4* e o *c-Myc* já eram conhecidos como *oncogenes*, genes que podem causar câncer se ativados indevidamente; na geração das células iPS, suas funções não estão muito bem definidas, mas eles aumentam de maneira considerável a eficácia do processo como um todo.

Quadro 4: Clonagem humana

A *clonagem reprodutiva* humana é teoricamente possível pelos mesmos meios usados para a clonagem de animais: a transferência nuclear de células somáticas (TNCS) seguida da reimplantação do embrião clonado no útero de uma mãe substituta. Praticamente todos os cientistas se opõem a essa prática por razões de segurança, pois os experimentos com animais indicam que há um alto risco de anormalidades. Especialistas em ética, filósofos e autoridades religiosas parecem estar menos interessados em segurança, mas tendem a pensar que a clonagem violaria a "dignidade humana", embora pareça haver pouco consenso entre eles quanto ao que "dignidade humana" realmente significa, como ficou claro quando o Conselho de Bioética do presidente Bush procurou uma definição.

A principal demanda para a clonagem reprodutiva humana, se esta algum dia se tornasse viável, não viria de ditadores que desejam criar grandes exércitos de autômatos leais (estes estão prontamente disponíveis, de todo modo), e sim de casais inférteis que estão desesperados para ter um filho e fariam qualquer coisa para conseguir isso. Uma questão interessante para o futuro é se a clonagem humana se tornaria aceitável para o tratamento de fertilidade se fosse um procedimento efetivamente seguro e eficaz.

A *clonagem terapêutica* humana, o uso de embriões gerados por TNCS para criar linhagens de células TE, enfrenta forte oposição em alguns países, como a Irlanda, a Polônia, a Itália e a Alemanha, principalmente por parte de grupos religiosos. As razões são que esta implica a "destruição" de embriões humanos do mesmo modo que a geração de CTEs a partir de embriões normais, e também que supostamente viola a "dignidade humana". Uma vez que a clonagem terapêutica é considerada "pior" do que a mera geração de células TE, também há um grupo de países que permitem a última, mas não a primeira, entre os quais o Brasil, o Canadá, a França e o Irã. Em um terceiro grupo de países, que inclui o Reino Unido, a Suécia, a China, a Índia e a Austrália, a clonagem terapêutica é permitida para pesquisas médicas, sob várias formas de licença e regulamentação.

Apesar do debate acalorado sobre o assunto, até hoje não se criou nenhuma linhagem de CTE humana usando TNCS. Em 2004-2005, deu-se grande publicidade a dois artigos publicados na revista *Science*, oriundos do laboratório do dr. Hwang Woo Suk em Seul, na Coreia do Sul. O primeiro deles afirmava ter produzido uma linhagem de CTEs a partir de um embrião humano reconstituído com um núcleo somático; o segundo afirmava ter produzido uma variedade de linhagens de CTEs a partir de diversos doadores portando diferentes doenças genéticas. A aceitação inicialmente acrítica desse trabalho decerto ocorreu porque esse era o próximo passo esperado. No entanto, os resultados posteriormente se revelaram incorretos, e os artigos foram retratados. Descobriu-se que a linhagem celular original era partenogênica, o que significa que na verdade derivou de um óvulo não fertilizado cujo núcleo não fora devidamente removido.

Esse trabalho desencadeou uma explosão de atividade no mundo inteiro, e a tecnologia para produzir células iPS avançou rapidamente desde então (Figuras 8 e 9), com relatos de células iPS humanas em 2007, apenas um ano após a descoberta inicial (Figura 10). Hoje se sabe que vários outros genes podem substituir o *Klf4* e o *c-Myc*, e foram encontradas diversas maneiras de aumentar ainda mais a eficácia do processo.

Logo se descobriu que as células iPS de camundongos eram capazes de produzir todos os tecidos em embriões de camundongos, e inclusive contribuir para a linhagem germinativa; portanto, eram realmente similares às CTEs nesse aspecto crucial.

Também se descobriu que é possível produzir células iPS a partir de outros tipos de célula que não os fibroblastos. Em particular, podem servir como matéria-prima os glóbulos brancos, um tipo de célula muito fácil de se obter de qualquer ser humano.

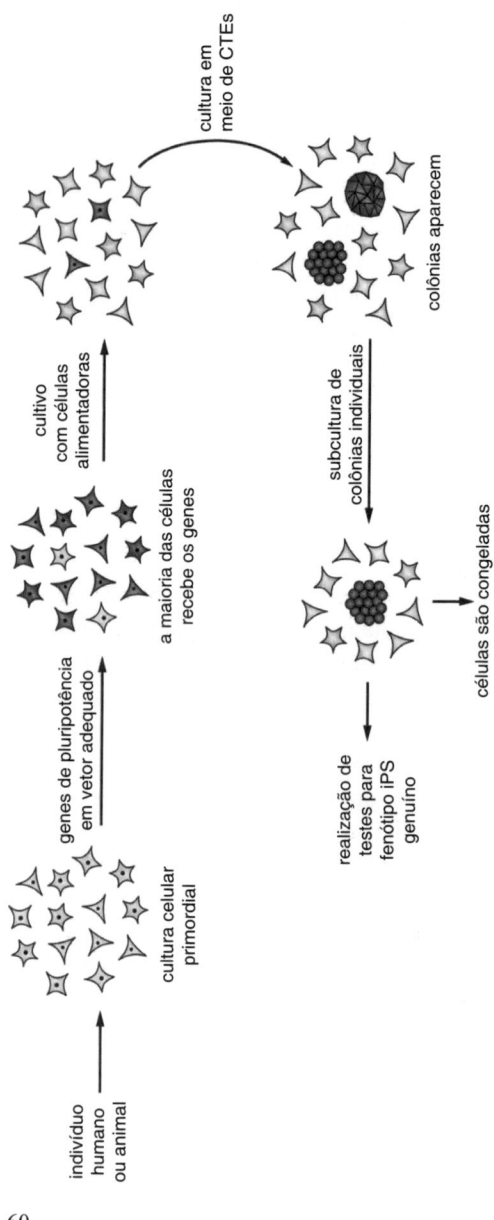

8. **Procedimento para produzir células-tronco pluripotentes induzidas (iPS)**

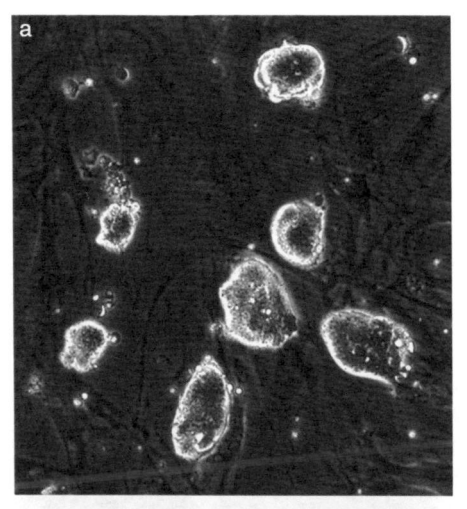

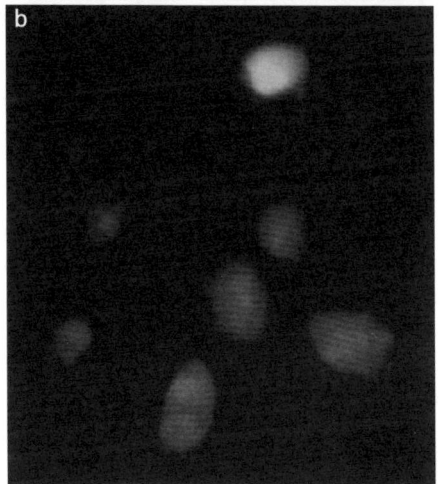

9. Células iPS de camundongos. (a) Colônias de células iPS crescendo na camada alimentadora de um fibroblasto. (b) O mesmo campo de visão visualizado para mostrar a expressão do gene *Oct4* endógeno das células
Cortesia de James Dutton, Instituto de Células-Tronco da Universidade de Minnesota

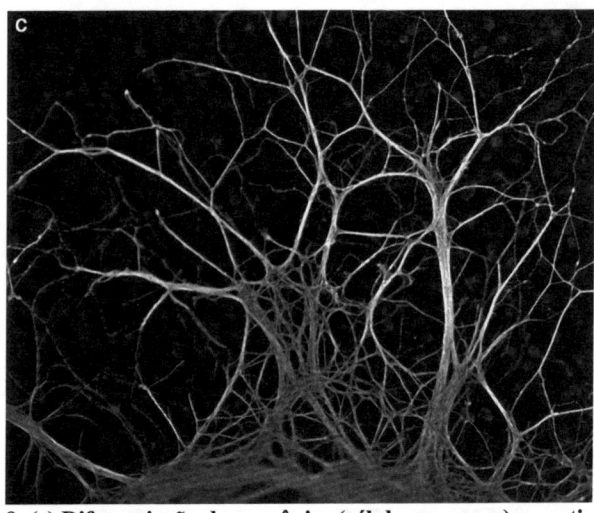

9. (c) Diferenciação de neurônios (células nervosas) a partir dessa linhagem celular

Os genes são fornecidos usando-se vírus especiais que inserem seu DNA nos cromossomos das células e possibilitam um alto nível de expressão dos produtos gênicos. A proporção de células tratadas que se tornam células iPS é muito baixa, porque um grande número de eventos em escala molecular precisa ocorrer da maneira correta para que a célula seja completamente reprogramada para o estado pluripotente. Isso não acontece na maioria das células tratadas, sendo necessário um sistema de cultura seletivo para isolar as poucas células iPS totalmente reprogramadas das muitas células não reprogramadas, ou reprogramadas apenas parcialmente. Após serem infectadas com os vírus portadores de genes, as células são cultivadas com células alimentadoras no meio de cultura das CTEs. Nessas condições, as CTEs se multiplicam depressa, ao passo que as células do tipo progenitor não se multiplicam.

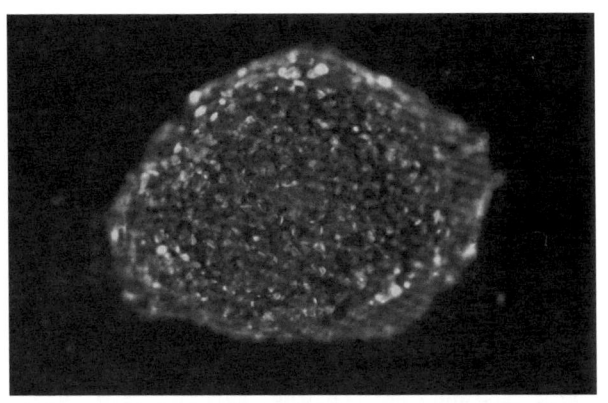

10. Uma colônia de células iPS humanas. Elas são visualizadas por meio da identificação com substância fluorescente de uma molécula na superfície da célula, chamada TRA1-81, característica das CTEs e iPS humanas; portanto, as células alimentadoras não estão visíveis
Cortesia de Lucas Greder, do Instituto de Células-Tronco da Universidade de Minnesota

Assim que surgem as colônias, as células que se assemelham às CTEs são coletadas e subcultivadas com novas células alimentadoras. Por fim, os genes codificados por vírus normalmente são "silenciados", isto é, deixam de estar ativos. A atividade contínua dos genes introduzidos é prejudicial, porque, sendo fatores de pluripotência, eles inibirão a diferenciação das células.

Há um conjunto de testes-padrão que são usados para caracterizar células iPS e para determinar se uma nova linhagem específica tem um fenótipo genuinamente similar ao das CTEs ou não. Uma propriedade essencial das CTEs de camundongos é a capacidade de formar quimeras quando injetadas em embriões de camundongos em seu estágio inicial. Idealmente, estas devem ser quimeras de linhagem germinativa, isto é, parte das células do doador se tornam células germinativas (espermatozoides ou óvulos, de acordo com o sexo do animal), e os camundongos resultantes devem ser capazes de se reproduzir e gerar progênie com o mesmo genótipo das CTEs. Ainda mais necessário é o teste de complementação tetraploide. Aqui, o embrião receptor é levado a se tornar tetraploide (isto é, o número normal de cromossomos é duplicado) por meio da fusão, induzida por pulsos elétricos, das duas primeiras células em uma única célula. Por razões que não são bem compreendidas, as células tetraploides não podem contribuir para o feto, embora ainda possam formar estruturas placentárias. Quando CTEs de boa qualidade são injetadas em um embrião tetraploide, elas podem formar o feto inteiro sem que haja uma contribuição significativa das células hospedeiras. Isso também foi alcançado com células iPS, mostrando que é possível gerar um animal completo a partir de uma população pura de tais células, quando expostas ao ambiente do embrião de camundongo em seu estágio inicial.

Para células iPS humanas, não é possível, por razões éticas, injetar as células nos embriões, e por isso o método padrão é a análise de *teratomas*, em que as células são injetadas em um animal com um sistema imunológico prejudicado. Células iPS de boa qualidade devem se multiplicar para formar um teratoma, e este deve conter tecidos caracteristicamente oriundos de todas as três camadas germinativas embrionárias: a ectoderme, a mesoderme e a endoderme.

Linhagens de células iPS de pacientes específicos

As propriedades das células iPS podem ser muito similares, ou até mesmo idênticas, às das CTEs. Mas a tecnologia tem um atributo prático importante que as

CTEs não têm, que é a capacidade de gerar novas linhagens celulares a partir de indivíduos específicos. Durante anos, especulou-se sobre a possibilidade de criar linhagens de CTEs de pacientes específicos. Mas isso se apoia na esperança de que seria possível fazer a transferência nuclear de células somáticas da paciente para oócitos da doadora a fim de criar embriões pré-implantação idênticos aos da paciente. A etapa seguinte seria gerar uma linhagem de CTEs a partir dos embriões criados dessa maneira. Como discutido anteriormente, nunca se conseguiu realizar esse experimento usando-se células humanas. Os principais problemas práticos são a baixíssima eficiência da clonagem por TNCS, junto com a dificuldade de obter oócitos humanos em quantidade suficiente para tornar os experimentos viáveis.

Em contraste com as dificuldades em torno da clonagem terapêutica, muitas linhagens de células iPS de pacientes específicos já foram produzidas, inclusive de pessoas com doenças genéticas específicas. A tecnologia parece robusta e tem sido usada em vários laboratórios. O atrativo da linhagem de células de pacientes específicos é que toda célula diferenciada produzida a partir desta terá compatibilidade imunológica total com o doador e, portanto, pode potencialmente ser enxertada de volta sem o uso de medicamentos imunossupressores.

No início, as células iPS eram geradas a partir de fibroblastos tirados de uma pequena biópsia da pele. Mas muitos tipos de células podem ser usados, e hoje existem métodos para produzir células iPS a partir do sangue. A maioria das células no sangue são glóbulos vermelhos que não têm núcleo e, em termos biológicos, são "mortas". Mas uma amostra de sangue também contém os glóbulos brancos (linfócitos), que têm núcleo. Embora a maioria desses glóbulos brancos não se multiplique em cultura, é possível estimular os linfócitos para que estes se reproduzam por algumas passagens, e esse período de expansão em cultura de tecidos é suficiente para iniciar a reprogramação para células iPS. Uma vez que coletar amostras de sangue é rápido, simples e quase indolor, provavelmente se tornará a matéria-prima preferida para produzir células iPS de qualquer indivíduo humano. Como as células iPS não são feitas de embriões, normalmente são consideradas isentas de problemas éticos. Entretanto, sempre há questões éticas, e algumas delas são mencionadas no Quadro 5.

A fim de tornar realidade a oferta clínica de células de pacientes específicos, será necessário encontrar uma forma rotineira de produzir células iPS sem a necessidade de inserir genes no próprio DNA das células. Hoje isso é feito usando-se um vírus. Mas sabe-se que a inserção de genes tem potencial de criar mutações durante o processo de integração porque pode fazer alguns genes serem ativados ou desativados de maneira indevida na célula hospedeira. Além disso, os genes silenciados codificando os fatores de pluripotência podem ser reativados quando expostos a baixa frequência e, por conseguinte, causar a formação de tumores. Isso foi observado em camundongos gerados a partir de células iPS, sobretudo quando o gene *c-Myc* era um dos usados para produzir as células iPS.

Quadro 5: Questões éticas das células iPS

A nova tecnologia de células iPS foi recebida com entusiasmo pelos que se opõem a pesquisas com CTEs humanas. À primeira vista, isso pode parecer estranho. Se dois frascos de células têm propriedades idênticas, como um pode ser "bom" e o outro "ruim"? A resposta, mais uma vez, está na questão da origem. Se você acredita que um embrião humano pré-implantação é uma pessoa com direitos humanos, as células feitas de tal embrião são necessariamente ruins, ao passo que as células iPS podem ser geradas a partir de uma pequena biópsia de pele de um doador, ou mesmo dos glóbulos brancos de uma pequena amostra de sangue, e portanto são boas.

As células iPS são descritas como "células-tronco adultas" por aqueles que se opõem às pesquisas com células-tronco, embora sejam essencialmente idênticas às CTEs e bem diferentes das células-tronco de tecidos específicos em adultos.

Entretanto, as células iPS não estão isentas de questões éticas. Podemos, em breve, ver bancos de células iPS produzidas a partir de inúmeros doadores vivos. Os doadores devem ter algum direito com relação aos usos a que as células se destinam, ou a parte da renda que possa advir de sua exploração comercial? Os doadores estarão protegidos contra a descoberta de alguma mutação no DNA que poderia afetar sua perspectiva de futuro ou seu seguro de vida? Além do mais, em teoria as células iPS humanas poderiam ser injetadas em blastocistos para gerar quimeras, o que poderia ser outro caminho para a clonagem reprodutiva.

Estas e muitas outras questões sem dúvida manterão os grupos cada vez mais numerosos de especialistas em bioética empregados por muitos anos.

No entanto, há outras maneiras de introduzir os fatores de pluripotência, e resultados alentadores foram obtidos com vários métodos. Esta é uma área de rápido avanço técnico, e é seguro supor que, no futuro, um método eficiente não envolvendo a integração de genes possibilitará a geração rotineira de células iPS de qualquer indivíduo.

Um aspecto disso sobre o qual os cientistas em geral não pensam é o financeiro. A maioria dos analistas financeiros são muito céticos quanto à cultura celular personalizada, considerando os custos elevados demais para que esta seja a base de uma forma de tratamento economicamente viável. Sem dúvida, isso é verdade nos dias de hoje. Mas a história da inovação tecnológica nos mostra que técnicas que no início são muito caras podem ser barateadas com procedimentos de produção em massa no decurso de dez a vinte anos. A cultura celular personalizada é particularmente atraente para uma doença como diabetes, em que os pacientes podem ser mantidos em ótimo estado de saúde durante meses enquanto as células são preparadas e em que a imunossupressão de enxertos durante um longo período é indesejável por prejudicar a relação custo-benefício do tratamento.

Capítulo 4

Possíveis tratamentos usando células-tronco pluripotentes

As células-tronco pluripotentes podem ser CTEs ou células iPS. Suas propriedades são essencialmente as mesmas, mas as células iPS podem ser geradas a partir de um paciente específico e, portanto, ter compatibilidade genética absoluta com esse paciente. Este capítulo examinará algumas das doenças que talvez sejam as primeiras a ser tratadas com terapia celular usando células-tronco pluripotentes. No momento da escrita deste livro, havia dois estudos clínicos em andamento usando CTEs humanas, um nos Estados Unidos e o outro nos Estados Unidos e na Europa.

Em todos os casos, as terapias celulares propostas envolvem a produção *in vitro* das células diferenciadas necessárias e sua implantação no corpo do paciente. Não envolvem a implantação das células-tronco pluripotentes propriamente ditas porque uma de suas propriedades é formar tumores chamados teratomas quando implantados em um receptor. Como a maioria dos tumores, os teratomas podem ser muito perigosos, e o principal requisito de segurança para esse tipo de terapia celular é garantir que não restem células-tronco pluripotentes na população de células a ser implantada, de modo que o risco de formar um teratoma seja insignificante. Há algumas outras questões de segurança que também são importantes nessa área. As autoridades reguladoras, tais como a Food and Drug Administration (FDA), dos Estados Unidos, insistem que as células para terapia celular devem ser cultivadas em condições conformes com as "Boas Práticas de Produção" (BPP). Esta é uma área muito complexa, mas essencialmente significa que nenhum produto de origem animal deve ser usado na produção, que todas as substâncias usadas sejam de um determinado grau de pureza, que as instalações satisfaçam critérios de acesso restrito, esterilidade e fornecimento de ar, e que se mantenham registros extremamente detalhados de todas as etapas do procedimento. Tudo isso é muito caro e representa uma grande mudança cultural para cientistas acadêmicos acostumados a trabalhar de maneira muito menos regulada.

Em todas as áreas de pesquisa clínica, os requisitos da FDA e de organismos similares em outros países tornaram-se cada vez mais onerosos nas últimas décadas, e esta é uma das razões para o progresso relativamente lento da terapia com células-tronco. Embora incômodas para os pesquisadores, as regulações de fato representam um dilema inevitável entre permitir que novos tratamentos sejam desenvolvidos e evitar desastres decorrentes da adoção prematura de tratamentos não testados. Sem dúvida, elas desaceleraram a introdução de novos tratamentos nas últimas décadas, mas também evitaram uma repetição da tragédia da talidomida dos anos 1950 e 1960, em que milhares de crianças nasceram com membros defeituosos ou faltando porque as mães tomaram um novo medicamento para controlar o enjoo matinal na gravidez. A FDA aceitará um certo nível de risco para um novo tratamento destinado a pacientes em estado muito grave que morreriam num futuro próximo, mas não a pacientes que têm uma expectativa de vida relativamente longa com base em terapias existentes.

Diabetes

O diabetes é uma doença comum caracterizada por níveis elevados e descontrolados de glicose no sangue. O número conhecido de pacientes no mundo todo é mais de 200 milhões, e a expectativa é de que dobre nos próximos 25 anos. O evento mais importante na história terapêutica do diabetes foi a descoberta da *insulina* em 1921. Esse é o principal hormônio que controla o nível de glicose no sangue e é secretado pelo pâncreas. Foi descoberto por um cirurgião na Universidade de Toronto, dr. Frederick Banting, assistido por um estudante de medicina, Charles Best. A disponibilidade da insulina possibilitou que os pacientes com diabetes controlem a doença por muitos anos em vez de sucumbir a uma morte rápida e inevitável. Em grande parte graças à insulina, e também graças a tratamentos com medicamentos introduzidos mais recentemente, às vezes se acredita que o diabetes já não seja um problema médico sério. Mas os profissionais de saúde e os pacientes sabem que isso não é verdade. O diabetes continua sendo um grande problema, principalmente porque consome algo em torno de dez a quinze por cento de todo o orçamento destinado à saúde nos países mais ricos do mundo. Embora a maioria dos casos de diabetes hoje possam ser controlados, de modo que os pacientes podem ter uma expectativa de vida próxima do normal, a incapacidade de controlar a concentração de glicose no sangue com precisão leva a danos gradativos nos vasos sanguíneos. Com o passar dos anos, esses danos causam complicações que podem ser muito graves e angustiantes. Estas incluem ataque cardíaco, AVC, cegueira e doença vascular periférica, levando a dificuldade em curar pequenas feridas e úlceras e, às vezes, até mesmo a amputações. Além disso, é necessário muita autodisciplina para monitorar o nível de glicose no sangue várias vezes ao dia e injetar insulina conforme corresponda, e os efeitos colaterais de outros medicamentos usados para tratar diabetes podem ser desagradáveis. Por todas essas razões, há uma demanda contínua por uma "cura" para o diabetes, e não apenas um método de controle constante. Além disso, o diabetes é um dos principais alvos da terapia celular à base de células-tronco pluripotentes porque pode se apoiar em uma forma existente de terapia celular: o transplante de ilhotas, descrito a seguir.

O principal tipo de célula no caso do diabetes é a *célula beta*, que reside nas *ilhotas de Langerhans*, no pâncreas. O pâncreas é um órgão no abdômen que se ocupa principalmente de secretar enzimas digestivas no intestino. Mas cerca de dois por cento de suas células têm uma função bem diferente, sendo *células endócrinas* que secretam hormônios na corrente sanguínea. A maioria das células endócrinas estão agrupadas em pequenos aglomerados que foram descobertos pelo estudante de medicina alemão Paul Langerhans em 1896, os quais ele batizou de "ilhotas". As ilhotas contêm vários tipos de células endócrinas, mas as células beta são as mais numerosas e, pelo menos quanto às consequências de sua ausência, as mais importantes. As células beta são as únicas no corpo que produzem insulina, e esse hormônio é crucial para a nutrição e o metabolismo de vários tecidos, sobretudo o muscular e o adiposo (de gordura), porque é necessário para possibilitar a absorção de glicose pelas células. Em circunstâncias normais, um aumento no nível de glicose no sangue após uma refeição estimulará as células beta do pâncreas a secretarem insulina, e isso levará à absorção da glicose pelo tecido adiposo e muscular, e também pelo fígado, onde é convertida em glicogênio e gorduras. Na ausência de insulina, a concentração de glicose no sangue aumentará descontroladamente, e o paciente será incapaz de utilizá-la.

Há dois tipos principais de diabetes. O diabetes tipo 1 geralmente começa na infância ou no início da idade adulta, e é caracterizado pela perda de células beta devido a um ataque autoimune. As causas da autoimunidade ainda não são claras, mas costuma-se acreditar que seja desencadeada por uma infecção viral e também por predisposição genética. Embora as células beta possam se regenerar até certo ponto, com o tempo os pacientes com diabetes tipo 1 perdem todas as suas células beta e, sem tratamento, morrem logo. Eles são absolutamente dependentes da insulina injetada e precisam monitorar sua dieta com cuidado e injetar a dose correta de insulina em intervalos regulares para obter um controle razoável da glicose no sangue.

O diabetes tipo 2 é mais comum e tende a se desenvolver em idade mais avançada. É uma doença complexa e multifatorial, mas normalmente parece envolver alguma patologia nas células beta, de modo que elas não são capazes de se adaptar a uma maior demanda por insulina, como ocorre, por exemplo, após o desenvolvimento de obesidade. Muitas vezes, há também uma resistência à insulina por parte dos tecidos periféricos, de maneira que a insulina disponível não tem efeito suficiente e não é capaz de levar à absorção do excesso de glicose. A terapia para diabetes tipo 2 envolve tratamento com vários medicamentos para desacelerar a liberação de glicose pelo intestino, aumentar a secreção de insulina pelas células beta e aumentar a atividade da insulina disponível. Muitas vezes, quando a doença progride, os pacientes com diabetes tipo 2 também tomam injeções de insulina, geralmente uma ou duas vezes por dia, além de continuar com seus tratamentos medicamentosos.

Terapia celular para diabetes tipo 1

Nos últimos dez anos, introduziu-se uma forma parcialmente eficaz de terapia celular em que as ilhotas retiradas do pâncreas de doadores falecidos são enxertadas em pacientes diabéticos. Seu sucesso depende do Protocolo de Edmonton, um elaborado procedimento para imunossupressão, assim denominado porque foi concebido na Universidade de Alberta, em Edmonton, no Canadá. Essa terapia é usada principalmente para pacientes com hipoglicemia despercebida (baixo nível de glicose no sangue). Embora o diabetes esteja associado com níveis elevados de glicose no sangue, um nível baixo também pode ser perigoso, porque não há glicose suficiente disponível para manter a função cerebral, e o paciente pode ficar inconsciente. Em casos de diabetes severa, os mecanismos usuais para mobilizar a glicose, à base de outro hormônio, chamado glucagon, podem estar prejudicados. Normalmente, quando o açúcar no sangue está baixo demais, o corpo libera adrenalina, o que causa tremedeira, sudorese, ansiedade e fome, mas essa resposta também pode ser perdida, e então o paciente fica vulnerável a desmaiar de repente enquanto está dirigindo, sofrendo um acidente; ou caindo no chão e sofrendo um ferimento na cabeça; ou morrendo durante o sono. Por essas razões, a hipoglicemia despercebida realmente representa risco de vida.

A técnica de transplante de ilhotas consiste em retirar as ilhotas do pâncreas de um doador falecido e inseri-las no fígado por meio da veia porta hepática, que conecta o intestino e o fígado. As ilhotas se alojarão no fígado e, uma vez que o fornecimento de sangue a que estão expostas carrega os nutrientes que acabaram de ser absorvidos do intestino, devem secretar as quantidades adequadas de insulina para controlar os níveis de glicose que são encontrados.

A terapia se mostrou bastante eficaz. Todos os pacientes tratados se recuperam de sua hipoglicemia despercebida, e alguns conseguem parar de tomar insulina. Ao contrário das pretensas terapias com células-tronco que serão mencionadas posteriormente, o transplante de ilhotas realmente funciona. Isso pode ser comprovado não apenas perguntando aos pacientes como eles se sentem, como também por medições do nível de glicose no sangue e de peptídeo C, um subproduto da produção de insulina que é liberado no sangue e cuja concentração serve como um indicador objetivo do funcionamento das células beta.

Mas o transplante de ilhotas apresenta dois grandes problemas. Primeiro, a oferta de células para doação é, infelizmente, inadequada para suprir a demanda. Essa situação é comum a todos os tipos de enxerto que são dependentes de doadores de órgãos. Em segundo lugar, esses enxertos, como todo enxerto entre indivíduos diferentes, são *aloenxertos* e, portanto, estão sujeitos a rejeição pelo sistema imunológico do receptor. Isso significa que os pacientes têm de receber medicamentos imunossupressores para o resto da vida. Esses medicamentos podem causar efeitos colaterais desagradáveis e, além disso, danificam as delicadas células beta do enxerto, reduzindo sua vida útil e eficácia.

O potencial das pesquisas com células-tronco nessa área é evidente. Se fosse possível produzir células beta *in vitro* a partir de células-tronco pluripotentes, a oferta se tornaria praticamente infinita. Além do mais, se a fonte de células-tronco for uma linhagem de células iPS produzidas a partir do próprio paciente, as células terão compatibilidade genética absoluta e não será necessário nenhum medicamento imunossupressor para inibir a rejeição ao enxerto. Na verdade, a questão da rejeição não é tão simples no caso do diabetes tipo 1. Como se trata de uma doença autoimune, o paciente provavelmente promoverá um ataque autoimune ao enxerto mesmo que este tenha compatibilidade genética total. Este não é um problema para o atual transplante clínico de ilhotas porque a dose de medicamento imunossupressor administrada é suficiente para inibir a autoimunidade e também a aloimunidade, mas pode ser um problema no futuro. Há algumas possíveis maneiras de lidar com a autoimunidade que foram usadas em experimentos com animais, incluindo a encapsulação das células em um material que permita a passagem de insulina, mas não de linfócitos citotóxicos do receptor. Além disso, foi demonstrado que uma dose mais baixa e, portanto, mais aceitável de medicamento imunossupressor funciona em enxertos de pâncreas entre gêmeos idênticos em que o receptor é diabético. Nessa situação, não há aloimunidade, mas há um ataque autoimune do receptor contra as ilhotas do enxerto.

Produzindo células beta a partir de células-tronco pluripotentes

Os métodos para produzir células beta dependem de uma boa compreensão das células beta e do desenvolvimento pancreático normais, adquirida nos últimos quinze anos graças aos esforços dos pesquisadores de biologia do desenvolvimento. Partindo do estágio de linhagem germinativa do embrião, primeiro se forma a endoderme, depois esta se subdivide, e então se forma o intestino dianteiro. O intestino dianteiro produz dois botões pancreáticos que se originam do tubo digestivo primitivo e posteriormente se fundem para formar um único órgão. No interior dos botões pancreáticos desenvolvem-se células progenitoras endócrinas. Parte destas se tornarão células beta, e o restante dará origem aos outros tipos de células endócrinas encontrados nas ilhotas de Langerhans. Portanto, os protocolos concebidos para conduzir a diferenciação de células beta a partir de células-tronco pluripotentes envolvem cinco passos: endoderme, intestino dianteiro, botão pancreático, precursoras de células endócrinas e, finalmente, células beta. Cada um desses passos é alcançado por meio do tratamento com um fator de indução específico, e sua eficácia é monitorada detectando-se a ativação dos genes essenciais que sabidamente são necessários em cada etapa. Diferentes laboratórios conceberam protocolos ligeiramente diferentes, mas todos eles se baseiam em princípios similares, e um exemplo foi mostrado na Figura 6, anteriormente. Os protocolos de diferenciação ainda não são perfeitos, já que a proporção de células beta produzidas fica muito abaixo dos cem por cento. Além disso, as células não são totalmente maduras. Elas se assemelham muito a um tipo imaturo de células beta encontradas no pâncreas do feto que não são responsivas à glicose. Células beta maduras e responsivas à glicose se desenvolvem mesmo se ainda mais células imaturas correspondentes ao estágio de botão pancreático forem implantadas em animais, e o pensamento atual é que essas células também poderiam ser implantadas em pacientes humanos, encapsuladas em um material semipermeável para evitar a imunorrejeição.

As evidências da eficácia de todos os novos tratamentos propostos são obtidas por meio de experimentos com animais. No caso do diabetes, é possível destruir as células beta de um camundongo por meio da injeção de um medicamento chamado estreptozocina. Se forem usados camundongos imunodeficientes, eles tolerarão os enxertos de tecido humano, que normalmente são inseridos no útero. Mostrou-se que é possível controlar o diabetes em tais camundongos com a implantação de precursoras de células beta geradas a partir de CTEs humanas. Com base nos experimentos com animais e nos atuais experimentos clínicos de transplante de ilhotas, podemos concluir que, se for possível produzir em cultura uma população pura e bem caracterizada de células beta, é provável que esta se mostre eficaz para o tratamento do diabetes. É por isso que o diabetes é listado como um dos principais candidatos à terapia com células-tronco pluripotentes.

Entretanto, também podemos prever que o progresso será lento. Apesar de todos os problemas decorrentes do diabetes, os tratamentos atuais para a doença são bastante bons e prometem uma expectativa de vida quase normal para os pacientes que alcançam um bom controle dos níveis de glicose no sangue. Qualquer novo tratamento só receberá aprovação dos órgãos reguladores se for pelo menos tão bom quanto e de preferência melhor do que os tratamentos existentes, e quaisquer riscos oriundos de um novo tratamento precisam ser proporcionais à situação. Se uma doença causa cem por cento de mortalidade em seis meses, então um tratamento com uma estimativa de dez por cento de mortalidade em virtude de efeitos colaterais seria aceitável. Mas esse não é o caso com o diabetes, e qualquer novo tratamento terá de atender a um padrão de segurança muito elevado.

Além disso, as células beta produzidas a partir de células pluripotentes não são a única maneira de lidar com o problema. Outra possibilidade é obter células beta de animais, sobretudo de porcos. Isso apresenta grandes problemas no que se refere à rejeição ao enxerto, mas alguns imunologistas estão confiantes de que estes possam ser resolvidos. Há também a abordagem da engenharia. As bombas de insulina já são bastante sofisticadas, e é possível construir os chamados dispositivos de "circuito fechado" que monitoram automaticamente o nível de glicose e fornecem a quantidade de insulina requerida em intervalos regulares.

Por todas essas razões, é difícil prever o futuro. Se for possível superar os problemas técnicos de produzir células beta, garantir a segurança e encontrar uma solução aceitável para o problema da autoimunidade, os enxertos oriundos de células pluripotentes podem vir a se tornar lugar-comum para o diabetes tipo 1. De fato, podem inclusive ser usados para tratar a população com diabetes tipo 2, mais numerosa. Mas se esses objetivos não forem alcançados, ou se terapias concorrentes se mostrarem mais eficazes, então, apesar de toda esperança e publicidade, essa tecnologia permanecerá à margem como solução para um nicho específico em vez de cura revolucionária.

Doença de Parkinson

A doença de Parkinson é um distúrbio progressivo que afeta o movimento. É relativamente comum, com um risco de morte de um a dois por cento, sendo a segunda condição neurodegenerativa mais comum após a doença de Alzheimer. A idade média de início da doença é sessenta anos, e esta é caracterizada por rigidez, tremor, movimentos lentos e, em casos extremos, incapacidade de se mover. Embora a doença de Parkinson afete primordialmente o movimento, também pode afetar a linguagem e a capacidade cognitiva. Os problemas de movimento surgem de um estímulo diminuído à região motora do córtex cerebral. Isso decorre da perda de uma classe particular de neurônios no tronco encefálico, os que usam a dopamina como neurotransmissor. Os neurônios se comunicam uns com os outros liberando pequenas quantidades de substâncias neurotransmissoras nas sinapses que conectam as projeções de um neurônio com o corpo celular de outro. A secreção do neurotransmissor ativa ou inibe a célula receptora, e essa é a base de todos os circuitos neuronais. A perda de neurônios produtores de dopamina significa que o córtex motor não recebe os sinais de entrada corretos e, por isso, os nervos do sistema motor são incapazes de controlar o movimento e a coordenação adequadamente. A dopamina é produzida por uma classe específica de neurônios, chamados neurônios dopaminérgicos, no tronco encefálico, especialmente na região da substância negra. Na doença de Parkinson, os neurônios que se degeneram acabam morrendo e, no decurso de sua degeneração, apresentam estruturas chamadas corpos de Lewy. Quando os sintomas aparecem, os portadores da doença de Parkinson já perderam oitenta por cento ou mais de suas células produtoras de dopamina.

A dopamina é normalmente produzida a partir de uma substância precursora chamada L-DOPA. Desde os anos 1960, a L-DOPA, junto com os medicamentos auxiliares, tem sido administrada para tratar a doença de Parkinson. Tem efeitos benéficos, mas estes são acompanhados de alguns problemas com movimentos incontrolados e efeitos colaterais como transtornos do humor e perturbações do sono. À medida que a doença progride, os problemas motores ou a imobilidade e a perda das funções cognitivas podem deixar de responder à L-DOPA.

Enxertos de mesencéfalo fetal

À primeira vista, a doença de Parkinson parece ser uma candidata ideal à terapia de reposição celular, porque se baseia na perda de um tipo de célula específico, o neurônio dopaminérgico. Entretanto, há uma série de problemas com a terapia celular neuronal que a tornam intrinsecamente mais difícil do que é para o diabetes. Uma célula endócrina, como a célula beta pancreática, exerce sua função secretando uma substância na corrente sanguínea, que no caso das células beta é a insulina. Dentro de certos limites, as células beta são capazes de funcionar em qualquer parte do corpo onde tenham acesso a um suprimento de sangue, e não necessariamente requerem conexões específicas com nervos ou outros tipos de célula. Já os neurônios funcionam emitindo neurotransmissores que estimulam ou inibem a ação de outros neurônios. Isso significa que devem estar no lugar certo e ter os estímulos e respostas certos conectando-os a outros neurônios, uma situação que apresenta desafios consideráveis para o fornecimento de células.

Entretanto, há um longo histórico de terapia celular para a doença de Parkinson. Iniciada nos anos 1980 pelo dr. Olle Lindvall, em Lund, na Suécia, houve uma série de pequenos estudos envolvendo a implantação de enxertos de tecido do mesencéfalo de fetos humanos de seis a nove semanas na região cerebral à qual os neurônios dopaminérgicos normalmente se projetam (chamada corpo estriado). Mas, ao contrário do transplante de ilhotas para o diabetes, há certa controvérsia sobre se esse tipo de terapia celular é realmente eficaz. Por um lado, alguns pacientes apresentaram melhora significativa. Também ficou claro, em estudos *post--mortem* de pacientes que vieram a falecer, que os enxertos geram neurônios dopaminérgicos em abundância, e que estes podem sobreviver por muito tempo e se conectar com outros neurônios. Por outro lado, os estudos randomizados não mostraram benefício algum do enxerto de mesencéfalo humano com relação ao placebo em termos de progressão da doença, levantando a suspeita de que os efeitos positivos se devem ao acaso, e não ao tratamento. Alguns pacientes desenvolveram complicações envolvendo movimentos incontrolados (também vivenciados como uma complicação do tratamento com L-DOPA). Além disso, um fato um tanto surpreendente é que alguns estudos *post-mortem* depois de muitos anos indicaram que as células do enxerto podem desenvolver os corpos de Lewy, indicando que a doença pode se alastrar do receptor para as células enxertadas. Ainda não se conhece o mecanismo para tal alastramento. Por isso, embora alguns médicos estejam convencidos de que os estudos randomizados foram falhos e que os enxertos de mesencéfalo fetal são eficazes, não há certeza absoluta de que uma pronta oferta de neurônios dopaminérgicos transformaria o tratamento da doença de Parkinson.

Células-tronco pluripotentes humanas são consideradas uma fonte adequada de neurônios dopaminérgicos porque a disponibilidade de fetos humanos em estágio inicial de desenvolvimento como doadores de enxerto é limitada. Além disso, uma vez que são obtidas em consequência de um aborto intencional, inevitavelmente há algumas questões éticas. Há mais pessoas que se opõem ao aborto do que as que se opõem ao uso de embriões humanos pré-implantação para produzir células-tronco embrionárias. Portanto, há um conjunto significativo de opiniões que concordam com o uso de células-tronco embrionárias, mas não concordam com o uso de enxertos de fetos humanos. Sendo assim, a doença de Parkinson é normalmente listada entre as doenças prioritárias para o tratamento com CTEs humanas ou, mais recentemente, com células iPS.

Muitos laboratórios desenvolveram métodos para a diferenciação de células-tronco pluripotentes humanas em neurônios dopaminérgicos. Os métodos publicados diferem um pouco de um laboratório para outro, mas geralmente envolvem uma etapa de formação do corpo embrionário, seguida de um processo de indução neural e do cultivo de células que se assemelham às células-tronco neurais como uma massa em suspensão. Então, estas são tratadas com fatores indutores que sabidamente levam à formação do mesencéfalo no desenvolvimento embrionário normal, e diferenciadas formando uma cultura monocamada.

O modelo animal padrão para os experimentos com terapia celular é um rato que, de um lado do cérebro, recebeu uma injeção de 6-hidroxidopamina, uma substância que se assemelha à dopamina e causa a destruição dos neurônios dopaminérgicos. Essa lesão de um dos lados leva a vários padrões de comportamento assimétricos. As supostas células terapêuticas são injetadas no lado afetado do cérebro, usualmente no corpo estriado, que é a região onde os neurônios dopaminérgicos normalmente se conectam, e a eficácia é avaliada por uma bateria de testes comportamentais. Após determinado período, os ratos são sacrificados e seus cérebros são analisados para verificar a persistência e o estado de diferenciação das células transplantadas. Experimentos desse tipo indicam eficácia do tratamento no que se refere à melhoria de comportamento. Também indicam a persistência no longo prazo das células enxertadas, incluindo muitos neurônios dopaminérgicos, e normalmente não ocorre a formação de teratomas.

Tratamentos alternativos para a doença de Parkinson

A tecnologia de produção celular e os resultados dos experimentos com animais parecem favoráveis quando se considera o uso de neurônios dopaminérgicos produzidos a partir de células-tronco pluripotentes humanas para o tratamento da doença de Parkinson. Mas inovações médicas aparentemente revolucionárias muitas vezes são obstruídas por outra questão. Um novo tratamento precisa ser melhor do que os tratamentos existentes e precisa, no mínimo, não apresentar mais riscos de efeitos colaterais adversos do que os tratamentos existentes. Há vários tratamentos para doença de Parkinson em uso atualmente. Embora a administração de L-DOPA e de terapia medicamentosa associada tenha limitações, é razoavelmente eficaz nos estágios iniciais da doença. Além disso, também se vem desenvolvendo há alguns anos um tipo de tratamento completamente novo. A "estimulação cerebral profunda" é uma técnica que envolve a implantação de um dispositivo chamado marca-passo cerebral, que envia pulsos elétricos para regiões específicas. Tal dispositivo muda diretamente a atividade cerebral de maneira controlada, e seus efeitos são reversíveis. Essa técnica vem sendo estudada há cerca de vinte anos para o tratamento de várias condições neurológicas. O mecanismo de ação da estimulação cerebral profunda não está claro, mas parece funcionar, e a FDA a aprovou como tratamento para a doença de Parkinson em 2002. Tendo em vista o estado duvidoso dos estudos clínicos de enxertos de mesencéfalo de fetos humanos, não há certeza de que os enxertos de células dopaminérgicas seriam mais eficazes do que a estimulação cerebral profunda.

Há também algumas possíveis questões de segurança com relação aos enxertos oriundos de células pluripotentes. Embora a doença de Parkinson seja uma condição angustiante, que causa grande sofrimento, não reduz significativamente a expectativa de vida, de modo que o intervalo de tempo para o surgimento de complicações é um tanto longo – talvez vinte anos, em média. Para toda terapia celular derivada de células-tronco pluripotentes, sempre há uma preocupação com a possibilidade da persistência de algumas células pluripotentes no enxerto que poderiam dar origem a teratomas. Embora os experimentos com animais indiquem que o risco de teratomas é muito baixo, o longo período de sobrevivência dos pacientes com Parkinson faz com que até mesmo um risco ínfimo de câncer pareça significativo. Além disso, os protocolos de diferenciação para as células-tronco pluripotentes nunca produzem cem por cento do tipo de célula desejado. Mesmo que todas as células-pluripotentes desapareçam, certamente haverá outros tipos de neurônio e *célula glial* presentes, e estes podem gerar efeitos indesejados. Por exemplo, os problemas de movimento incontrolado observados em alguns dos receptores de enxertos de mesencéfalo fetal foram atribuídos à presença de outros tipos de neurônio que fazem conexões indevidas.

Portanto, embora os problemas tecnológicos da terapia celular para a doença de Parkinson tenham sido praticamente resolvidos, a relação entre os riscos e os benefícios deste tratamento, em comparação com a de outros, não é absolutamente convincente no momento.

Doenças cardiovasculares

Em geral, as pessoas têm muito mais consciência de seu coração do que de suas ilhotas pancreáticas ou dos circuitos motores em seu tronco encefálico. Todo mundo sabe que o coração bombeia o sangue para o corpo e que se o coração parar morremos em poucos minutos devido à falta de oxigênio no cérebro. Para continuar batendo a cada minuto de cada dia durante cerca de oitenta anos, o coração precisa ser bem robusto. A maior parte desse órgão é composta de um tipo de célula muscular especializada chamada cardiomiócito. Ao contrário dos músculos esqueléticos, os cardiomiócitos se contraem espontaneamente, mas no coração eles fazem isso de maneira coordenada em resposta a sinais elétricos emitidos pelos nodos sinusais, os marca-passos naturais do coração. Os nodos sinusais, por sua vez, são controlados por vários estímulos hormonais, metabólicos e neuronais que afetam o batimento cardíaco. A contração contínua dos cardiomiócitos do coração depende de oferta abundante de sangue, que traz oxigênio e nutrientes para as células através das artérias coronárias. A forma mais comum de morte repentina nas sociedades modernas desenvolvidas é o ataque cardíaco (infarto do miocárdio), em que uma ou mais artérias coronárias ficam bloqueadas e o setor do músculo cardíaco que elas costumam irrigar é privado de oxigênio. A não ser que o bloqueio se resolva espontaneamente, ou por meio de um tratamento de emergência, a região afetada do músculo cardíaco morrerá em cerca de uma hora. Se o dano for grande o suficiente para suprimir a maior parte do funcionamento do coração, o indivíduo também morre. Se a região afetada for mais limitada, o paciente sobreviverá, mas com um coração danificado de forma permanente. Há certa discussão sobre se os cardiomiócitos são substituídos normalmente durante a vida, mas, se isso acontece, é a um ritmo muito lento, e não parece haver regeneração significativa nas áreas danificadas. Ao contrário, essas áreas se enchem de fibroblastos cardíacos que secretam material de matriz extracelular, e assim a região do músculo morto dará lugar a uma cicatriz. Esta tem integridade mecânica, mas é inativa quando se trata de realizar contrações e, em consequência, a função cardíaca é diminuída. Se o coração for submetido a estresse em excesso, os cardiomiócitos sobreviventes se tornarão maiores e mecanicamente menos eficazes, o que acaba levando à insuficiência cardíaca. A perda da função devido a ataques cardíacos é a causa mais comum, embora existam outras causas, como pressão sanguínea elevada ou valvopatia. Por definição, insuficiência cardíaca significa uma incapacidade de fornecer sangue suficiente ao resto do corpo. Leva a uma série de problemas e tende a ser fatal mais cedo ou mais tarde, dependendo da gravidade.

Terapia celular para o coração

Embora exista uma quantidade considerável de atividades em andamento que poderiam ser descritas como terapia celular para o coração, esta é, em essência, muito diferente dos enxertos de ilhotas usados para tratar diabetes e dos enxertos de mesencéfalo fetal usados para tratar doença de Parkinson. Esses dois exemplos são ambos de reposição celular com um tipo específico de célula diferenciada que o paciente perdeu. Mas não há uma terapia celular clínica do coração baseada na introdução de novos cardiomiócitos. Há uma boa dose de pretensa terapia com células-tronco baseada na injeção de várias populações de células tiradas de outras partes do mesmo paciente, e isso será discutido mais tarde.

Entretanto, na crença de que enxertos de cardiomiócitos saudáveis poderiam ajudar a reverter os efeitos de ataques cardíacos, muitos grupos estão desenvolvendo métodos para produzir cardiomiócitos a partir de células-tronco pluripotentes humanas, e testando protocolos para a reposição celular em experimentos com animais. Como nos outros casos, os protocolos de diferenciação consistem em conduzir a célula pluripotente por uma série de etapas de desenvolvimento por meio da exposição a uma sequência de fatores indutores. Primeiro é preciso que se forme a mesoderme, depois a mesoderme lateral, então as células progenitoras cardíacas, e finalmente os cardiomiócitos. Nesse contexto, deve-se observar que, mesmo que a terapia celular proposta nunca aconteça de fato, a produção de cardiomiócitos humanos é, por si só, um objetivo muito valioso. Essas células são importantes para testar novos medicamentos, não só aqueles destinados a atuar no coração, mas também todos os outros medicamentos disponíveis para estudos clínicos humanos, porque os efeitos colaterais adversos no coração são muito comuns. Os experimentos com animais são de alguma ajuda para prever esses efeitos, mas é possível obter resultados mais confiáveis com células humanas e, por razões óbvias, células musculares de corações humanos vivos geralmente não estão disponíveis.

Os modelos animais para a terapia celular do coração normalmente envolvem a obstrução de uma artéria coronária para causar dano a um setor específico do músculo cardíaco. Então, as células são injetadas na parte afetada e a função cardíaca é estudada com uma bateria de testes fisiológicos. Finalmente, o animal é sacrificado e é possível determinar a presença, o estado de diferenciação e a distribuição espacial das células oriundas do enxerto. Há dificuldades experimentais associadas com o fato de que o coração de ratos ou de camundongos funciona a várias centenas de batimentos por minuto, em vez dos sessenta a oitenta do coração humano. Experimentos com animais grandes, como porcos, são considerados mais confiáveis, embora sejam muito caros e sua realização requeira instalações complexas. Em geral, os resultados publicados de experimentos com animais mostram a persistência das células enxertadas e certa melhoria na função cardíaca. Entretanto, a interpretação é complicada pelo fato de que os enxertos geralmente contêm células progenitoras para vasos sanguíneos, além dos cardiomiócitos. Com efeito, acredita-se que a célula progenitora cardíaca no desenvolvimento embrionário normal seja uma célula multipotente capaz de formar o revestimento endotelial dos vasos sanguíneos, o músculo liso que é encontrado na camada exterior das artérias, ou ainda os cardiomiócitos. Mais vasos sanguíneos podem aumentar o suprimento de sangue para a região danificada e melhorar o funcionamento do músculo cardíaco sobrevivente. Embora isso ainda represente um resultado positivo, não é uma terapia genuína de reposição celular do músculo cardíaco.

Regeneração da medula espinhal

O primeiro estudo clínico de células geradas a partir de CTEs humanas foi aprovado pela FDA em 2009. Surpreendentemente, este não tinha por objeto uma das enfermidades tidas como principais candidatas, como diabetes ou doença de Parkinson ou doença cardiovascular, e sim o uso de células remielinizantes para tratar traumas medulares.

O trauma medular é uma condição muito difícil para a terapia celular. A paralisia e perda de sensação abaixo da região em que ocorreu o trauma é tipicamente causada por danos aos tratos descendente (motor) ou ascendente (sensorial) de fibra nervosa da medula espinhal. Os corpos celulares dos quais se originam as fibras do trato tendem a se encontrar em locais remotos e podem ainda estar vivos. O trauma medular também causa a morte celular na região, tanto dos neurônios quanto das células gliais que os circundam. Além disso, as áreas danificadas são transformadas em tecido cicatricial. Este é um pouco diferente da cicatrização de tecido mole, devendo-se à proliferação de um tipo de célula glial chamado astrócito, mas tem o efeito de inibir o crescimento de fibras nervosas na região da cicatriz. Além disso, algumas fibras que não estão danificadas podem estar sujeitas à perda das bainhas de mielina que as isolam, e essa perda impede a transmissão eficaz de sinais elétricos pelas fibras.

O fundamento lógico para o primeiro estudo de terapia de lesão medular com células oriundas de CTEs humanas reside nos *oligodendrócitos* saudáveis, que são o tipo de célula glial normalmente responsável por produzir as bainhas de mielina dos axônios, na esperança de que algumas das fibras danificadas sejam remielinizadas e, com isso, recuperem sua atividade funcional. O estudo vem sendo realizado pela empresa de biotecnologia Geron Corp., com sede na Califórnia, e usa oligodendrócitos produzidos a partir de CTEs humanas. A realização de testes de segurança exaustivos em animais persuadiu a FDA de que o risco de formação de teratomas é mínimo. Ainda assim, os avanços têm sido cautelosos. O estudo foi suspenso por dezoito meses em um estágio inicial devido a preocupações com possíveis riscos de tumores e foi retomado em 2010. Na fase 1 do estudo, o objetivo é primordialmente determinar a segurança do tratamento. Investigações sérias sobre sua eficácia terão de esperar a fase 2, mais abrangente.

Degeneração de retina

No olho, no centro da retina, há uma pequena área pigmentada (de cinco milímetros de diâmetro) chamada mácula. Contém a maior densidade de fotorreceptores (receptores de luz) do tipo cone na retina e é responsável pelo nível elevado de detalhe e discriminação na parte central do campo visual. É bem comum que essa parte da retina se deteriore com a idade, com a perda de fotorreceptores, e cerca de dez por cento dos indivíduos acima dos 65 anos têm algum grau de degeneração macular relacionada à idade (DMRI). Em casos severos, isso pode levar à perda da visão central, o que impede de ler, reconhecer rostos e realizar outras tarefas que requeiram grande precisão visual. Embora ainda tenham parte da visão periférica, muitos pacientes com DMRI são legalmente classificados como cegos.

Há duas formas principais de DMRI. A forma "seca" está associada com a aparição de resíduos na região, e acredita-se que se deva a um defeito no epitélio pigmentar da retina (EPR), uma camada de células pigmentadas abaixo dos fotorreceptores. A forma "úmida" é um tipo de crescimento excessivo de vasos sanguíneos da cápsula ocular (a coroide) para o espaço sub-retiniano. Não há tratamento para a forma seca. A forma úmida pode ser tratada por meio da ablação a laser dos novos vasos sanguíneos e/ou da injeção de anticorpos específicos que impedem o crescimento dos vasos sanguíneos.

Como com as outras condições discutidas neste capítulo, há um histórico de terapia de transplante, tanto em pacientes humanos quanto em animais de laboratório. Algumas centenas de pacientes humanos receberam enxertos de células de outra parte do olho na mácula do epitélio pigmentar da retina (EPR). A explicação para isso está no papel que o EPR normalmente exerce na remoção de resíduos da retina e também na regulação do crescimento de vasos sanguíneos.

A maioria dos enxertos são autoenxertos e, portanto, não requerem imunossupressão. Os resultados não são altamente eficazes, mas, como no caso dos enxertos de mesencéfalo fetal, considera-se que alguns pacientes de fato se beneficiam.

Mais precisos são os experimentos que foram realizados usando um modelo animal chamado rato do Colégio Real de Cirurgiões (RCS, na sigla em inglês). Este é portador de uma mutação espontânea que impede o EPR de remover os resíduos normalmente oriundos da camada fotorreceptora. A consequente acumulação de resíduos leva à morte de fotorreceptores e a alterações vasculares. Um enxerto de EPR no espaço abaixo da retina do rato do RCS pode preservar a camada fotorreceptora adjacente e manter a capacidade visual, conforme demonstrado por registros eletrofisiológicos e testes comportamentais. Uma linhagem celular de EPR humana também funciona nesse teste com animais. Embora o olho seja, muitas vezes, considerado um local relativamente inacessível às células do sistema imunológico, esse deixa de ser o caso quando existe algum dano, de modo que esses experimentos requerem a administração de medicamentos imunossupressores.

Esses experimentos bem-sucedidos com humanos e animais levaram à ideia de que células de EPR poderiam ser produzidas a partir de células-tronco pluripotentes humanas e usadas como enxertos sub-retinianos para tratar DMRI. Acontece que o EPR é um tipo de célula relativamente fácil de se obter a partir de células-tronco pluripotentes, e é muito óbvio, por seu caráter pigmentado. Quando enxertadas no espaço sub-retiniano do rato do RCS, tais preparações de células de EPR realmente melhoram a função visual e não formam teratomas.

O primeiro estudo clínico em fase 1 e 2 foi aprovado pela FDA e por vários órgãos reguladores europeus em 2011, e está sendo realizado nos Estados Unidos e no Reino Unido. A Advanced Cell Technology Inc. está produzindo EPR a partir de CTEs humanas e usando-o para tratar DMRI seca e também outro tipo de degeneração macular chamado doença de Stargardt. Essa é uma boa oportunidade para a terapia celular por várias razões. Uma é a ausência de tratamentos alternativos para a forma seca de degeneração macular. Outra é a capacidade de monitorar eventos pós-enxerto por meio da observação através da pupila do olho. A terceira razão, talvez não muito bem recebida pelos pacientes, é o conceito de que, caso surgisse um teratoma, seria possível poupar o paciente de seus efeitos removendo-se o olho afetado.

Capítulo 5

Células-tronco de tecidos específicos

As células-tronco encontradas no corpo *pós-natal* (o corpo depois do nascimento) são as células-tronco de tecidos específicos, responsáveis pela renovação celular ou pela regeneração após algum dano. Elas partilham com as células-tronco pluripotentes a definição de células-tronco fornecida no Capítulo 1, isto é, a capacidade de se reproduzir e de gerar células diferenciadas. Mas têm poucas características moleculares em comum com as CTEs ou iPS, tais como a expressão de fatores de transcrição específicos ou moléculas na superfície celular. Conforme mencionado anteriormente, a definição de célula-tronco se baseia no comportamento biológico, e não em características intrínsecas.

Renovação celular no corpo

A fim de entender as células-tronco de tecidos específicos, é útil pensar no corpo e no modo como ele cresce, se mantém e se renova. O processo inicial de desenvolvimento do embrião gera uma série de zonas de células, cada uma delas destinada a formar partes específicas do corpo. Normalmente, mais de uma de tais zonas contribui para as células de cada órgão. Por exemplo, o intestino delgado contém um revestimento interno de células epiteliais que provém de um segmento da endoderme do embrião. Em volta deste, há várias camadas de músculo liso, tecido conjuntivo e vasos sanguíneos que se originam de uma parte específica da mesoderme. Além disso, o intestino contém algumas células nervosas, oriundas da ectoderme do embrião, e várias células imunológicas provenientes do sistema hematopoético (que forma o sangue), também parte da mesoderme.

Em nosso corpo, há um ciclo contínuo de renovação; portanto, as moléculas das quais somos compostos não são as mesmas de um ano para outro, embora ocupem posições similares. Mas há uma diferença importante entre a renovação metabólica, que leva à renovação de substâncias no interior das células, e a renovação celular, que envolve o nascimento de novas células e a morte de células velhas. A maioria das substâncias se renova na maioria dos tecidos, com a exceção do DNA em células que não se dividem e de certas proteínas extracelulares tais como as encontradas no cristalino do olho, que podem, literalmente, durar a vida toda. Mas nem todas as células se renovam por divisão celular, e é a presença de renovação celular que é relevante para determinar a existência e a identidade de células-tronco de tecidos específicos.

A divisão de uma célula em duas células-filhas é o ponto final de um processo chamado ciclo celular. Um dos eventos essenciais que ocorrem no ciclo celular é a replicação do DNA: a dupla hélice molecular do DNA se separa em dois filamentos e, em cada um deles, é montada uma cópia complementar para gerar duas duplas hélices, ambas idênticas à original. Esse DNA é armazenado em cromossomos. Logo antes de a divisão celular ocorrer, os cromossomos se "condensam" em corpos curtos e grossos, que são dispostos no ponto médio de um fuso composto de estruturas chamadas microtúbulos. Então, a célula se divide fisicamente em duas. No decurso desse processo, os microtúbulos separam os dois conjuntos de cromossomos, e estes são armazenados em núcleos separados. Em seguida, o citoplasma se comprime para separar as duas células-filhas. O processo de divisão celular como um todo é chamado *mitose*.

O pai do estudo sobre renovação celular foi Charles Philippe Leblond, que trabalhou na Universidade de McGill, em Montreal, e era especialista em histologia – o estudo dos tecidos humanos e animais no nível celular, observando-se seções finas do material no microscópio. Depois da Segunda Guerra Mundial, Leblond fez um estudo sistemático de todos os tecidos no corpo para determinar se eles continham células em divisão e onde essas células se situavam. Ele classificou os tecidos em três tipos fundamentais: pós-mitótico, expansivo e de renovação. As células *pós-mitóticas* são formadas durante a embriogênese ou logo após o nascimento e nunca mais se dividem. Os principais exemplos são os neurônios e as fibras musculares. Hoje sabemos que existe certa capacidade de gerar novos neurônios e fibras musculares na vida adulta, mas, uma vez geradas, essas células são do tipo pós-mitótico e nunca mais se dividem. O tipo "expansivo" se refere à expansão do número de células durante o crescimento juvenil normal, com a cessação de divisões celulares uma vez que se atinge o tamanho adulto. Esse grupo compreende a maior parte dos tecidos do corpo, incluindo a maioria dos tecidos conjuntivos e dos órgãos epiteliais (por exemplo, fígado, rim, suprarrenal, tireoide). Muitos desses tecidos têm certa capacidade regenerativa, mas na ausência de danos eles basicamente não se dividem na vida adulta. A mais interessante das categorias de Leblond são os *tecidos de renovação*. Estes são tecidos cujas células estão sendo renovadas constantemente. Cada um deles tem uma população de células-tronco, que persiste durante toda a vida do organismo e que está sempre gerando novas células para repovoar o tecido. No adulto que já saiu da fase de crescimento, a geração de novas células por divisão corresponde precisamente à remoção de células velhas pelo processo de morte celular.

Por exemplo, o revestimento epitelial do intestino delgado é um tecido de renovação. O intestino delgado contém uma gama de pequenas vilosidades similares a dedos que se projetam para o interior do intestino (lúmen), o que proporciona uma grande área para a absorção do alimento digerido (Figura 11). Entre as vilosidades há minúsculos poços chamados criptas de Lieberkühn (assim chamadas por causa de John Lieberkühn, um médico alemão, o primeiro a descrevê-las, em 1745). Todas as células em divisão no epitélio intestinal estão situadas no fundo das criptas. As células

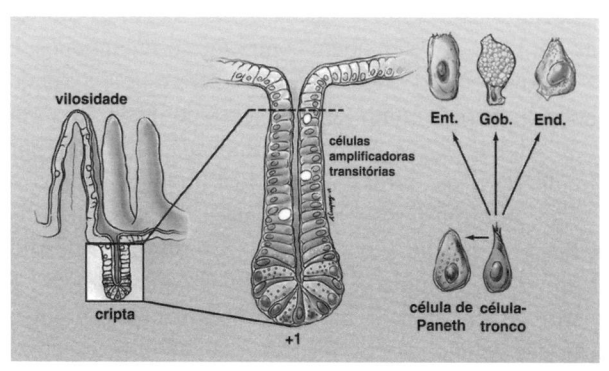

11. Células do intestino delgado. Estas são encontradas no fundo das criptas intestinais. Acima delas estão as células amplificadoras transitórias. As células-tronco do intestino dão origem a todos os quatro tipos de células diferenciadas encontradas no epitélio intestinal. As células são produzidas continuamente nas criptas, migram para as vilosidades, morrem e são descartadas no intestino
Ent. – enterócitos de absorção
Gob. – células caliciformes secretoras
End. – células enteroendócrinas

são produzidas continuamente nas criptas, e então se movem para as vilosidades e desempenham suas funções por alguns dias antes de morrerem e se desprenderem da extremidade das vilosidades (Figura 12). Estudos subsequentes mostraram que cada cripta contém cerca de seis células-tronco. Elas se dividem para produzir células progenitoras chamadas células amplificadoras transitórias, cada uma das quais se divide mais vezes antes de se tornar pós-mitótica.

Isso significa que a maioria das células em divisão na cripta não são células-tronco propriamente ditas, mas na verdade são células amplificadoras transitórias. Cada célula-tronco gera progênie que se diferencia em todos os tipos de célula presentes no epitélio intestinal, compreendendo as células absortivas regulares, as células caliciformes, que secretam muco, as células de Panneth, que defendem contra micro-organismos, e as células enteroendócrinas, que liberam uma série de hormônios para controlar as funções do intestino.

Alguns outros tecidos de renovação descritos por Leblond são os outros epitélios do trato digestivo (estômago, intestino grosso), a epiderme da pele, os testículos e o sistema hematopoético. Conforme vimos no Capítulo 1, a epiderme gera células continuamente a partir de sua camada basal. Só uma pequena proporção das células da camada basal são células-tronco; a maioria são células amplificadoras transitórias. Elas param de se dividir enquanto ainda estão na camada basal e migram para as camadas superiores e então, progressivamente, se diferenciam formando as células epidérmicas maduras. Finalmente, elas morrem e se desprendem da superfície da pele.

Nos testículos, os espermatozoides são gerados continuamente a partir de células chamadas espermatogônias, que ocupam a camada externa de células nos

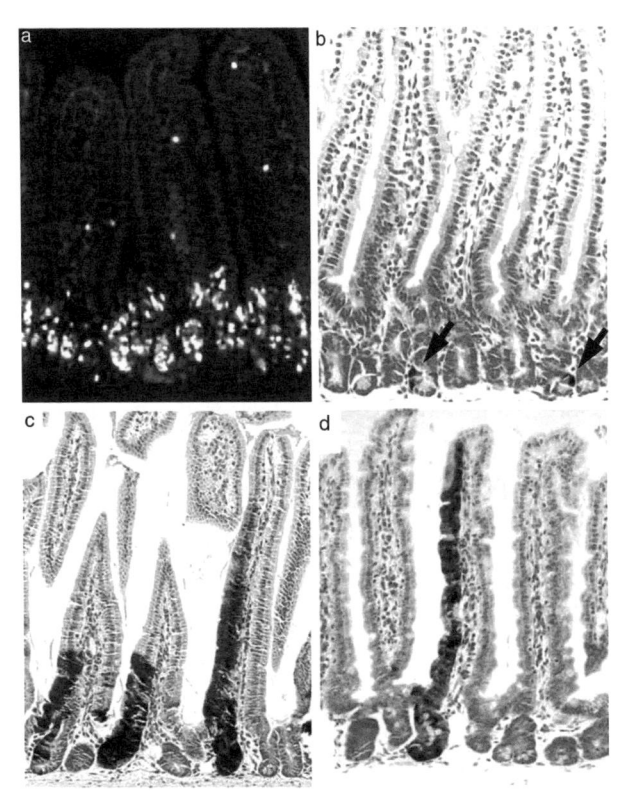

12. Seções microscópicas do epitélio intestinal de um camundongo. (a) As células das criptas intestinais foram identificadas com um marcador bromodeoxiuridina (BrdU), que é incorporado ao DNA de células em divisão e visualizado com um anticorpo específico. (b) – (d) Progênie de células-tronco intestinais após a introdução de uma etiqueta genética em algumas células-tronco individuais, um dia após a marcação (b), cinco dias após a marcação (c) e sessenta dias após a marcação (d). Uma vez que esta é uma marcação do material genético, permanece na célula-tronco e em todas as suas descendentes, que formam uma fileira de células até a ponta da vilosidade

túbulos seminíferos. Uma pequena proporção destas são células-tronco, e a maioria são células amplificadoras transitórias, dividindo-se algumas vezes antes de se diferenciarem em espermatócitos. Os espermatócitos, então, se dividem para formar quatro espermátides, cada uma das quais se diferencia em um espermatozoide.

O sistema hematopoético

O sistema *hematopoético* está situado na medula óssea dos adultos e gera todas as células do sangue e do sistema imunológico. As células-tronco hematopoéticas (CTHs) são apenas uma pequena fração de todas as células na medula óssea, mas, com o tempo, produzem todas as outras células. Esse sistema tem sido estudado exaustivamente por causa da importância do *transplante de células-tronco hematopoéticas (TCTH)*, que compreende o transplante de medula óssea e técnicas aliadas.

As CTHs podem ser isoladas usando-se um equipamento de classificação celular ativada por fluorescência, que pode separar células individuais de uma mistura complexa com base na combinação específica de moléculas presente na superfície dessas células. Os métodos para fazer isso foram aperfeiçoados por Irving Weissman, da Universidade de Stanford. As CTHs são particularmente sensíveis à radiação; se um animal recebe radiação suficiente, todas elas são destruídas e, sem tratamento, o animal morre por falência da medula óssea. No entanto, é possível salvar animais submetidos a radiação injetando-se CTHs em sua corrente sanguínea (na forma de células-tronco puras ou na forma de medula óssea). As CTHs injetadas podem localizar nichos na medula óssea e, com o tempo, reconstituir todo o sangue e o sistema imunológico, de modo que todas essas populações de células no receptor sejam oriundas das CTHs do enxerto. Não existe um método rotineiro para cultivar células-tronco hematopoéticas *in vitro*, e por isso tanto os experimentos com animais quanto os transplantes em humanos são realizados usando-se células isoladas no momento.

Foi demonstrado que as CTHs são uma pequena fração das células em divisão e estão situadas na medula óssea em associação com as células ósseas ou com os vasos sanguíneos. Elas se dividem para se renovar e também para gerar tipos de células amplificadoras transitórias chamadas progenitora linfoide comum e progenitora mieloide comum. Como os nomes sugerem, esses tipos de células podem formar, respectivamente, todos os tipos de linfócitos (células T, células B e células NK) e todos os tipos de células mieloides ("mieloide" significa simplesmente "da medula óssea"), o que inclui glóbulos vermelhos, macrófagos, granulócitos e plaquetas sanguíneas.

Como outras células-tronco de tecidos específicos, as CTHs só podem formar os tipos de células diferenciadas de seu próprio tecido, neste caso o sangue e o sistema imunológico. Na virada do século XXI, foram feitas afirmações de que elas poderiam contribuir para vários outros tipos de tecidos, e muitos laboratórios realizaram experimentos em que CTHs identificadas geneticamente foram transferidas (enxertadas) de um animal a outro. Normalmente o enxerto dá origem a todas as células do sangue e do sistema imunológico, que, portanto, serão identificadas com o marcador genético característico do enxerto. A questão era: tais enxertos também contribuem com células para outras estruturas tais como o coração, o cérebro, o pâncreas ou o fígado? Após muitos estudos, o consenso é que não. Há um baixo nível de contribuição de células para muitos tecidos, mas este é atribuído à retenção de células no interior de outros órgãos, à fusão de células do doador e do receptor ou, ainda, à absorção de genes marcadores pelas células do receptor. Pode haver um nível muito baixo de diferenciação genuína em outros tipos de tecido, mas é insuficiente para levar a uma verdadeira regeneração funcional e é certamente baixo demais para ser útil na terapia celular clínica.

Estudando a renovação celular

Uma série de métodos para estudar a renovação celular foram introduzidos desde os estudos originais de Charles Leblond. No início, Leblond só estava à procura de células em divisão no microscópio. Estas podem ser identificadas como *figuras mitóticas,* que são os padrões adotados pelos cromossomos enquanto eles se dividem em duas células-filhas. Entretanto, o processo de mitose termina muito rápido, de modo que a proporção de figuras mitóticas visíveis em uma seção é muito menor do que a proporção real de células passando por ciclos celulares. Hoje em dia, as células em divisão são mais facilmente identificadas por meio da marcação ("tingimento") com anticorpos que reconhecem proteínas específicas cujos níveis são elevados nas células em divisão. Um de tais anticorpos comumente usados nos laboratórios de histologia é chamado Ki-67, por causa da cidade de Kiel, na Alemanha, onde foi descoberto. Outro método, útil para experimentos com animais, é administrar uma substância precursora, que é incorporada em novas moléculas de DNA quando estas são sintetizadas e pode ser identificada posteriormente tingindo-a com um anticorpo específico. A mais comumente usada é a *bromodeoxiuridina (BrdU)*.

Esta é quimicamente similar à timidina, um dos quatro nucleotídeos encontrados no DNA. Se a BrdU é injetada em um animal, algumas de suas moléculas são incorporadas no lugar da timidina no DNA de todas as células que estão sintetizando DNA naquele momento. O interessante de usar BrdU é que, depois de um tempo, todas as moléculas foram consumidas, e a síntese subsequente de DNA usará a oferta endógena de timidina, como ocorre normalmente. Se o animal for sacrificado e seus tecidos forem examinados no microscópio, as únicas células identificadas com BrdU serão aquelas que estavam passando por um ciclo celular logo após a injeção de BrdU (Figura 12a). Se elas pararem de se dividir, manterão a BrdU, porque o DNA nuclear se mantém para sempre e não é renovado pelo metabolismo. Mas, se continuarem a se dividir, perderão a BrdU, porque esta será diluída pela metade cada vez que o DNA for copiado. Após cerca de cinco ciclos, terá sido diluída 32 vezes, e provavelmente já não será detectável. Isso faz da BrdU uma ferramenta muito útil, e com ela os cientistas caracterizaram o mecanismo de renovação celular de todos os tecidos de renovação, identificaram populações de células específicas se dividindo nos tecidos em regeneração e determinaram o momento da divisão final (o chamado "nascimento") de neurônios e outros tipos de células pós-mitóticas.

Tecidos que não se renovam contêm células-tronco?

Muitas vezes se deduz que todos os tipos de tecidos contêm suas próprias células-tronco especializadas. Entretanto, isso não é correto. Apenas os tecidos de renovação têm células-tronco no sentido de uma população especial de células que se reproduzem e que continuam a gerar progênie diferenciada no decurso da vida do organismo. Mas há alguns tipos de comportamento regenerativo de tecidos envolvendo populações de células especiais que também podem ser consideradas células-tronco. Por exemplo, as fibras do músculo esquelético são pós-mitóticas. Elas são formadas no desenvolvimento embrionário pela fusão das células progenitoras musculares, que se originam na mesoderme do embrião. Mas o músculo esquelético também contém uma população de *células-satélite musculares*, pequenas células não diferenciadas encontradas abaixo da bainha externa envolvendo cada fibra muscular. As células-satélite musculares normalmente estão inativas, mas, quando o músculo sofre uma lesão, elas se tornam ativas e se proliferam. No decurso dessa proliferação, elas se renovam e geram células progenitoras musculares que podem se fundir com as fibras existentes ou se fundir umas com as outras para gerar novas fibras. Ao que parece, a autorrenovação não é perfeita, de modo que o suprimento de células-satélite musculares diminui com a idade; nesse sentido, elas não satisfazem completamente os requisitos para serem verdadeiras células-tronco. Contudo, elas normalmente são consideradas um tipo de célula-tronco, e tem havido grande interesse em isolar células-satélite musculares e produzi-las em cultura tendo em vista o transplante terapêutico para doenças em que as fibras musculares são destruídas, mais notadamente a distrofia muscular de Duchenne.

Um órgão que tem capacidade regenerativa considerável é o fígado. Isso provavelmente se deve ao fato de que o fígado é o primeiro destino para os alimentos absorvidos pelo intestino, transportados pela veia porta hepática, e estes sempre contêm um certo nível de toxinas. A maioria das plantas naturalmente contém toxinas para se defender contra o ataque de insetos, e estas matam algumas células do fígado no curso normal dos acontecimentos. O nível de divisão celular no fígado normalmente é baixo, mas, se uma dose de toxina leva à morte de algumas células, estas são substituídas rapidamente. Também são substituídas após a remoção cirúrgica de parte do fígado, um fato possivelmente conhecido pelos gregos da Antiguidade quando criaram a lenda de Prometeu, que roubou fogo do Olimpo e foi punido sendo acorrentado a uma rocha e tendo seu fígado comido por uma águia diariamente. No entanto, esse tipo de regeneração do fígado não ocorre a partir de uma população especial de células-tronco. São as células hepáticas funcionais normais que produzem a massa principal do tecido hepático, os hepatócitos, que se dividem para produzir novos hepatócitos. Também há as chamadas *células ovais*, situadas nas regiões do fígado onde se encontra o ducto biliar, que supostamente são capazes de se tornar hepatócitos ou células epiteliais do ducto biliar. Elas podem ser levadas a regenerar partes do fígado em certos tipos de experimento com animais em que a divisão dos hepatócitos regulares é suprimida por tratamento medicamentoso. Se as células ovais são, elas próprias, células-tronco ou se são geradas a partir de uma população de células-tronco, é algo que atualmente não está claro.

No pâncreas, há um grande desejo de encontrar algum tipo de população de células-tronco que possam ser exploradas para gerar células beta para o transplante terapêutico. Mas o pâncreas se assemelha ao fígado no sentido de que nele normalmente ocorre muito pouca divisão celular. Se o pâncreas for danificado por uma toxina, as células exócrinas, responsáveis pela produção dos sucos digestivos, de fato se regeneram depressa, mas as células endócrinas, que produzem a insulina e outros hormônios, não. Os experimentos com animais usando marcação com BrdU mostram que a regeneração de células exócrinas ocorre não a partir de um conjunto especializado de células-tronco, e sim de outras células exócrinas adjacentes que sobreviveram. Além disso, o aumento normal no número de células beta que ocorre durante o crescimento do animal, ou durante a gravidez, tem origem não nas células-tronco, e sim em células beta preexistentes.

Células do cérebro ou do coração se renovam?

Assim como há um grande desejo de acreditar que existem células-tronco no pâncreas, esse desejo é talvez ainda maior com relação ao cérebro e ao coração, ambos órgãos vitais vulneráveis a doenças debilitantes e letais envolvendo a perda de células viáveis. Em ambos os casos, o principal tipo de célula funcional – os neurônios no cérebro e os cardiomiócitos no coração – pertencem à categoria pós-mitótica de Leblond. Esses tipos de células certamente são pós-mitóticos, mas a questão de se novos neurônios ou cardiomiócitos se formam durante a vida adulta é controversa.

No caso do coração, em geral a BrdU não identifica cardiomiócitos, e isso indica que a formação de novo músculo cardíaco deve ocorrer muito devagar, se é que ocorre. Por outro lado, a formação de novos neurônios foi claramente demonstrada em duas regiões do cérebro: o revestimento dos ventrículos laterais, de onde novos neurônios migram para o bulbo olfativo, envolvido na sensação do olfato; e o giro dentado, que é uma parte do hipocampo, região associada ao aprendizado e à memória. Essas duas regiões contêm *células-tronco neurais*, similares às células progenitoras neurais presentes no feto e capazes de gerar neurônios, que são as células funcionais do cérebro, e também *células gliais*, que desempenham funções estruturais e de apoio. Essas áreas de renovação celular foram demonstradas por meio da marcação com BrdU em experimentos com animais e também em pacientes humanos com câncer que receberam injeções de BrdU para fins diagnósticos e deram permissão para o exame *post-mortem* de seu cérebro. Os estudos de outras partes do cérebro de animais, tais como o importantíssimo córtex cerebral, não produziram evidências convincentes de renovação celular, nem durante a vida normal e nem após um dano do tecido. Isso contrasta com o que ocorre em vertebrados inferiores (anfíbios e peixes), que apresentam renovação celular e capacidade significativa de regenerar a maioria das partes do cérebro após um dano.

Mesmo a BrdU não é sensível o suficiente para detectar índices muito baixos de renovação celular, e sempre existe a possibilidade de que neurônios corticais ou cardiomiócitos sejam renovados em certa medida, normalmente ou após algum dano, mas a um ritmo lento demais para que seja observável. Felizmente, existe hoje um método para observar a renovação celular lenta, não em animais de laboratório, mas em seres humanos.

Este foi introduzido por Jonas Frisén e Kirsty Spalding, do Instituto Karolinska, na Suécia. Apoia-se no fato de que na década de 1950 e no início da década de 1960 os governos dos Estados Unidos, da Rússia, da Grã-Bretanha e da França realizaram um grande experimento de marcação com radioisótopos em toda a população mundial sem o seu consentimento. Esses países realizaram inúmeros testes atmosféricos de armas nucleares desde o fim da década de 1940 até o

Tratado de Interdição Parcial de Testes Nucleares de 1963, após o qual todos os testes nucleares foram realizados no subsolo. Durante os testes, muitos radioisótopos foram liberados na atmosfera e rapidamente se espalharam pelo mundo, sendo levados pelos ventos. O *isótopo* usado para a análise de renovação celular é o carbono-14 (C14). Este é conhecido por seu uso na arqueologia, em que os estudos de datação usam sua decomposição radioativa. Entretanto, o uso de C14 em estudos sobre renovação celular não se baseia na decomposição radioativa, e sim no processo muito mais rápido de queda dos níveis presentes na atmosfera, devido à sua incorporação nos sedimentos marítimos e geológicos. Uma vez que as plantas absorvem dióxido de carbono (CO_2) da atmosfera para a fotossíntese, e os animais (inclusive nós) se alimentam dessas plantas, nossa ingestão de carbono em um dado ano tem uma composição isotópica muito similar à da atmosfera na mesma época. A determinação da abundância de C14 em anéis nos troncos de árvores, cuja data de formação é conhecida com precisão, mostra um rápido aumento de 1955 a 1963 devido aos testes nucleares, seguido de um declínio exponencial mais lento, devido à remoção de C14 do ar (Figura 13). A decomposição radioativa do C14 é insignificante durante esse período, e não afeta os resultados, já que a meia-vida radioativa é 5,73 mil anos.

Imagine que uma pessoa nasceu em 1965 e morreu em 2010. Para substâncias para as quais não há renovação metabólica, incluindo o DNA de células que não se dividiram desde o nascimento, o C14 que foi incorporado durante a vida fetal em 1964-1965 ainda estará presente no mesmo nível de abundância. Entretanto, as moléculas que foram sintetizadas mais recentemente, incluindo o DNA de células que se dividiram desde o

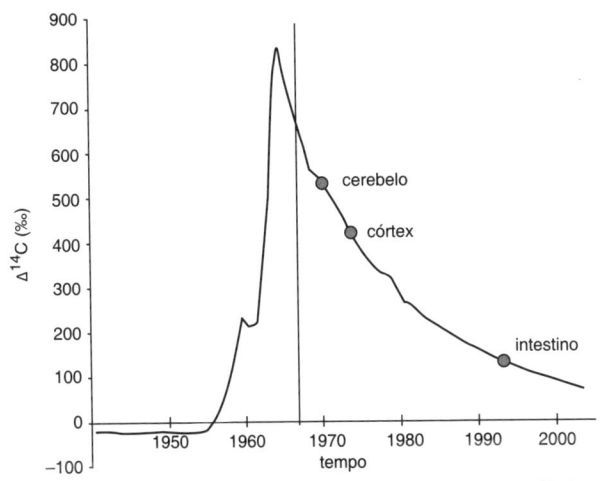

13. O método C14 para determinar o "nascimento" das células. A curva mostra a abundância atmosférica de C14 entre 1940 e 2000. O indivíduo representado pela linha vertical nasceu em 1967 e morreu no início dos anos 2000. A quantidade de C14 no DNA do epitélio intestinal indica uma baixa idade celular com relação à idade do indivíduo, ao passo que a quantidade presente no cérebro (cerebelo e córtex) indica uma idade maior. Essa figura inclui todos os tipos de células do cérebro e do intestino; o exame de tipos de células específicas permite alcançar resultados mais precisos

nascimento, terão uma quantidade menor de C14 com relação ao nível presente na atmosfera no ano de sua sintetização. No caso de tecidos de renovação como o sangue ou a epiderme, em que as células se renovam rapidamente, o DNA terá um conteúdo de C14 que se aproxima do nível presente na atmosfera em 2010.

Assim, em princípio, é simples determinar a idade de qualquer célula, medindo a abundância de C14 em seu DNA. Na realidade, esse é um processo muito complexo, já que o espectrômetro de massa requerido para fazer as medições da proporção entre C14 e C12 é muito sofisticado, e é necessário separar o núcleo celular do tipo de célula específico sendo examinado antes de extrair seu DNA. Esse último aspecto é particularmente importante. Todos os tecidos contêm muitos tipos de células diferentes, e não é bom simplesmente coletar amostras de todo o cérebro ou coração, porque eles contêm muitos vasos sanguíneos, células imunológicas, fibroblastos e assim por diante – células que não são de interesse.

O laboratório de Karolinska superou todos os problemas técnicos e publicou estudos sobre vários tecidos. No cérebro, eles isolaram núcleos de neurônios do córtex cerebral, a parte do cérebro responsável por funções mais sofisticadas. Os resultados indicam que não há renovação de neurônios. Todos os neurônios do córtex cerebral se formaram durante a vida fetal e não se renovam depois dessa fase, pelo menos não o suficiente para alterar o índice de isótopos. Portanto, apesar do fato de que algumas outras áreas do cérebro mostram certa renovação celular, no que concerne ao córtex cerebral, uma região de extrema importância, de fato vivemos a vida toda com as células que estavam disponíveis quando nascemos. Essa é uma razão pela qual as doenças neurovegetativas são tão devastadoras: quando os neurônios centrais morrem, nada pode recuperá-los.

Um estudo similar sobre o coração indica que pode haver um certo nível de renovação celular, mas não passa de um por cento ao ano e diminui com a idade. Em outras palavras, o coração inteiro não seria substituído em oitenta anos de vida, o que significa que, se existe alguma renovação, esta ocorre a um ritmo muito modesto.

Neuroesferas

Apesar de as células-tronco estarem restritas a apenas duas regiões do sistema nervoso central (SNC) dos mamíferos – o revestimento do ventrículo lateral e o giro dentado –, é possível produzir células-tronco neurais em cultura de tecidos a partir de uma gama muito mais ampla de regiões do cérebro. As células-tronco se desenvolvem em uma forma chamada *neuroesferas*. Estas são aglomerados de células, de até 0,3 milímetro de largura, que se reproduzem em cultura de suspensão em um meio contendo dois fatores de crescimento específicos (EGF e FGF). As culturas podem ser iniciadas com células de qualquer parte do SNC fetal, e muitas vezes também de partes do SNC adulto, mesmo de regiões que, até onde se sabe, não passam por renovação contínua. Acredita-se que cada neuroesfera contenha algumas células-tronco neurais, que são capazes de se autorrenovar, além de um certo número de células amplificadoras transitórias, que têm capacidade finita de divisão. Quando as neuroesferas são colocadas em uma superfície adesiva na presença de sérum, elas se diferenciam e formam os três tipos de células normalmente gerados por células-tronco neuronais, que são os neurônios e dois tipos de células gliais: os *astrócitos* e os *oligodendrócitos*. Se as neuroesferas forem dissociadas em células individuais, um pequeno percentual dessas células pode formar novas neuroesferas, com propriedades similares às originais. Ciclos repetidos de dissociação e reprodução podem levar a uma capacidade de expansão significativa.

O fenômeno das neuroesferas é um exemplo do fato de que o comportamento das células na cultura de tecidos pode ser diferente do que elas apresentam *in vivo*. As neuroesferas despertam grande interesse porque, diferentemente das células-tronco hematopoéticas, são expansíveis *in vitro* e há esperança de que possam ser usadas para terapia celular de doenças neurovegetativas envolvendo a morte disseminada de neurônios, hoje praticamente incuráveis.

Células-tronco pluripotentes no adulto

Uma boa razão para preferir não usar o termo "célula-tronco adulta" é que ele ficou associado com a ideia de células similares às CTEs no organismo adulto, cuja existência é bastante improvável. A ciência da biologia do desenvolvimento diria que não restam células-tronco pluripotentes no organismo após o nascimento, porque todas foram programadas para seguir um caminho de desenvolvimento específico durante as primeiras etapas da embriogênese. Entretanto, o exemplo das neuroesferas mostra que pode ser possível usar o ambiente de cultura de tecidos para obter populações de células úteis, cujas propriedades são um pouco diferentes daquelas *in vivo*.

Além das neuroesferas, há alguns outros tipos de células multipotentes (embora não pluripotentes) que costumam ser quiescentes, mas que podem ser levadas a se proliferar em cultura. Se considerarmos como principal indicador de credibilidade a capacidade de repetir estudos em diferentes laboratórios, então as principais candidatas são as *células-tronco mesenquimais* (CTM) encontradas na medula óssea, também conhecidas como "células estromais da medula óssea". Estas células certamente existem. Foram descobertas por Alexander Friedenstein, que trabalhava em um instituto de pesquisa de Moscou nos anos 1970, e estudadas por muitos laboratórios desde então. Elas são bem diferentes das células-tronco hematopoéticas (CTHs) também encontradas na medula óssea. Ao contrário das CTHs, podem ser cultivadas *in vitro* e se proliferam como uma camada celular aderente sobre plástico. Podem se diferenciar em diversos tipos de células, principalmente células ósseas, cartilaginosas, adiposas ou de músculo liso, quando cultivadas no meio adequado. Células similares podem ser isoladas de outros tecidos, especialmente o sangue do cordão umbilical e o tecido adiposo, o que, por razões óbvias, é visto como uma fonte potencialmente infinita de material humano. Ainda há incertezas sobre as funções das CTMs *in vivo*. Não se sabe exatamente em que lugar dos tecidos elas se situam, se realmente funcionam como células-tronco (isto é, apresentando a capacidade de se renovar e gerar progênie diferenciada durante a vida toda) e que tipos de células geram no corpo. É bem provável que sejam os tecidos conjuntivos equivalentes às células-satélite musculares ou às células ovais no fígado, funcionando como fonte ocasional de células para a regeneração do tecido, e não para sua renovação contínua.

Também há, literalmente, dúzias de tipos de "células-tronco" pós-natal que, de tempos em tempos, são descritas como apresentando comportamento pluripotente similar ao das CTEs. Entretanto, até o momento nenhuma delas foi reproduzida em mais de um laboratório e, por isso, nenhuma delas veio a ser aceita pela comunidade científica como uma entidade real. Esta é uma questão prática muito importante, porque as "células-tronco adultas" dúbias desse tipo são muitas vezes propagandeadas por empresas e clínicas como o veículo para suas pretensas curas com células-tronco. O caráter irreprodutível de tais relatórios tem sido atribuído a eventos ocasionais como a ocorrência de mutações nas células, combinados com os efeitos da seleção de subpopulações que se proliferam rapidamente durante a reprodução em cultura.

O contraste com as células iPS é muito instrutivo. Quando as células iPS foram descobertas, ou talvez devêssemos dizer criadas, por Shinya Yamanaka em 2006, houve inicialmente certo ceticismo por parte da comunidade científica. Mas o trabalho foi logo repetido e ampliado em outros laboratórios. Hoje, células iPS são produzidas por centenas de laboratórios no mundo inteiro, usando uma variedade de métodos, e há um grande consenso sobre suas propriedades. Por causa disso, podemos ter convicção de que as células iPS são reais. Mas as células pluripotentes provavelmente não existem no organismo normal após os primeiros estágios do desenvolvimento do embrião.

Capítulo 6
Terapias atuais com células-tronco de tecidos específicos

Transplante de células-tronco hematopoéticas

Transplante de células-tronco hematopoéticas não é um termo imediatamente reconhecido pelo público em geral, mas na verdade é o mesmo que o muito mais familiar "transplante de medula óssea". O termo um tanto longo, transplante de células-tronco hematopoéticas (TCTH), é hoje preferido porque abrange não só o transplante de medula óssea propriamente dito como também outros tipos de transplante em que as células-tronco hematopoéticas (que produzem as células do sangue) do enxerto vêm de outras fontes que não a medula óssea, como o sangue periférico ou o sangue do cordão umbilical. No mundo todo, cerca de 50 mil TCTHs são realizados a cada ano, o que o torna o mais importante tipo de terapia com células-tronco sendo realizado atualmente. A maioria dos transplantes é feita para o tratamento de câncer, principalmente linfomas e leucemias, e cerca de cinco por cento para o tratamento de doenças sanguíneas não malignas e algumas outras condições.

A história do TCTH remonta ao desenvolvimento da bomba atômica na Segunda Guerra Mundial e ao consequente interesse pelos efeitos da radiação sobre o corpo. Logo se percebeu que a radiação matava pessoas e animais porque destruía células em divisão, e que o tecido hematopoético da medula óssea era o mais sensível, seguido do revestimento do intestino. Pesquisas realizadas secretamente na época mostraram que os cachorros poderiam se recuperar de uma dose fatal de radiação se parte de sua medula óssea fosse protegida, ou se eles recebessem uma infusão de medula óssea. Após a guerra, esse tipo de pesquisa continuou, e o efeito protetor do enxerto de medula óssea foi atribuído a uma substância, talvez o DNA, ou algum hormônio desconhecido. Mas também cresceu a suspeita de que a transferência de células vivas talvez fosse a responsável. Em 1955, Joan Main e Richmond Prehn, do Instituto Nacional do Câncer em Bethesda, Maryland, descobriram que camundongos que haviam sido submetidos a doses letais de radiação e então salvos da morte com um enxerto de medula óssea posteriormente puderam aceitar enxertos de pele de camundongos da mesma linhagem genética dos que forneceram o enxerto de medula (Figura 14). Na época, acabava de ser publicado o trabalho de Peter Medawar e colegas demonstrando a transferência da tolerância por meio da injeção de células em camundongos recém-nascidos, mais um indício de que tais células provavelmente exerciam um papel. No ano seguinte, um grupo liderado por J. F. Loutit da Unidade de Radiobiologia do Conselho de Pesquisa Médica de Harwell, Inglaterra, realizou um experimento crucial em que camundongos submetidos a doses letais de radiação foram salvos ao receber enxerto de outra linhagem portadora de uma anomalia cromossômica visível. Depois que os receptores se recuperaram, verificou-se que todas as células de seu sangue eram do mesmo tipo genético do doador, o que indicava que a recuperação desses camundongos estava relacionada à transferência de células vivas, sendo provavelmente causada por esta.

Essa base científica preparou o terreno para as primeiras tentativas de transplante clínico de medula óssea. Sabia-se que altas doses de radiação eram eficazes contra a leucemia, que é um câncer das células sanguíneas. Mas, ao que parecia, a dose de radiação capaz de erradicar completamente o câncer também mataria o paciente, devido ao dano causado às populações de células normais nos tecidos de renovação. Entre os tecidos de renovação, a medula óssea é o mais sensível, e portanto a lógica era que deveria ser possível tratar o paciente dando-lhe uma dose letal de radiação para matar o câncer, e em seguida salvá-lo da morte por meio da infusão de medula óssea saudável.

Grande parte dos trabalhos iniciais foram realizados por E. Donnall Thomas no Hospital Mary Imogene Basset, em Cooperstown, Nova York, associado à Universidade de Colúmbia; e mais tarde no Instituto Fred Hutchinson para Pesquisa de Câncer, em Seattle. Thomas recebeu o Prêmio Nobel de Medicina de 1990 em reconhecimento por seu trabalho pioneiro de desenvolver o transplante de medula óssea. Entretanto, essa não era uma tarefa nada fácil, e os primeiros trabalhos mostraram que um transplante de medula óssea alogênico (isto é, entre duas pessoas) seria difícil. Até o fim dos anos 1960, todos os pacientes que receberam um enxerto alogênico morreram de complicações associadas ao tratamento. Embora isso não tenha sido completamente admitido na época, o mais provável é que esses pacientes tenham sido vítimas de uma complicação chamada doença do enxerto contra o hospedeiro, que é um tipo de rejeição ao enxerto ao contrário. Normalmente, o receptor não rejeita um transplante de medula óssea porque a radiação ou quimioterapia administrada para destruir o câncer também afeta o sistema imunológico do paciente. Mas o enxerto contém muitos *linfócitos T* que perceberão seu novo ambiente como estranho e tratarão de destruí-lo. Durante os anos 1950 e 1960, um pequeno número de enxertos entre gêmeos idênticos demonstrou que a técnica poderia funcionar se o doador fosse geneticamente idêntico ao receptor. Além disso, durante esse período inicial de terapia experimental os métodos para cuidar de pacientes de transplantes de medula óssea foram aprimorados, e experimentos simultâneos com cachorros esclareceram o que estava acontecendo com os pacientes no que concerne à doença do enxerto contra o hospedeiro. Os experimentos com animais também foram de fundamental importância para resolver as complexidades do sistema HLA, que controla o reconhecimento imunológico e que é o principal determinante da capacidade dos linfócitos T para reconhecer outras células como semelhantes ou como estranhas.

Em 1968, a capacidade de realizar testes *in vitro* com os linfócitos do doador e do receptor para garantir uma boa compatibilidade de HLA, aliada a melhores cuidados e antibióticos, começou a dar bons resultados.

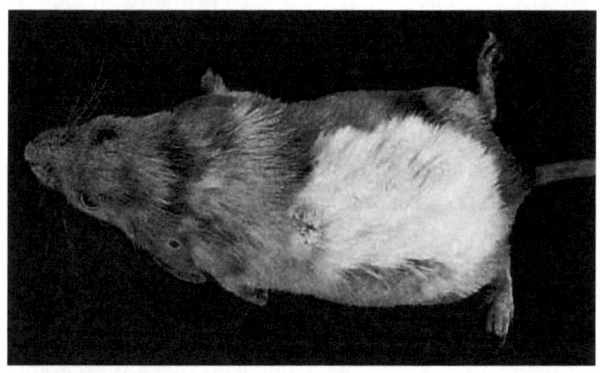

14. Um histórico enxerto de pele de um camundongo branco em um camundongo malhado. Este enxerto sobreviveu porque o camundongo havia recebido radiação com uma dose letal de raios X e um enxerto de medula óssea proveniente da mesma linhagem consanguínea que o doador da pele

O primeiro transplante alogênico bem-sucedido foi realizado pelo dr. Robert Good, em Minnesota, em 1968. Este envolveu o tratamento de um bebê com uma deficiência hereditária no sistema imunológico, usando medula óssea de uma irmã saudável cujos alelos HLA eram compatíveis, mas que não continham a variante do gene que causa a doença. Esse paciente está vivo até hoje (2012) e ainda carrega o sangue e o sistema imunológico da doadora. Depois disso, começaram a aparecer os medicamentos imunossupressores e, pela primeira vez, passou a ser possível dar tratamento eficaz para a doença do enxerto contra o hospedeiro.

O novo TCTH difere do original em vários aspectos. Para o tratamento de leucemia, a lógica do procedimento atual sofreu algumas alterações. Em vez de destruir o câncer com radiação ou quimioterapia e depois promover a recuperação do paciente por meio do enxerto de medula, o principal propósito do enxerto hoje é, com efeito, destruir as células tumorais remanescentes. Isso porque os linfócitos no enxerto realizam um ataque imunológico particularmente eficaz às células tumorais, que é chamado efeito do "enxerto contra a leucemia". O mecanismo não é bem compreendido, e não pode ser totalmente separado do perigoso efeito do enxerto contra o hospedeiro, sendo possivelmente um aspecto da mesma coisa.

Na prática rotineira, a compatibilidade de HLA é expressa como uma pontuação em relação ao máximo de 8. Há dois grupos de genes principais, o ABC e o DR, e cada um deles é herdado como uma cópia da mãe e do pai. Cada progenitor tem diferentes versões de ABC e DR (chamados "haplótipos", já que não são alelos simples) e transmite um haplótipo de ABC e um haplótipo de DR para o filho. Isso significa que dois irmãos terão uma chance em quatro de terem herdado os mesmos haplótipos de seus pais e serem perfeitamente compatíveis entre si. A chance de uma compatibilidade perfeita na população em geral é muito mais baixa e, como apenas cerca de vinte por cento dos pacientes têm um irmão absolutamente compatível, os enxertos quase sempre são realizados com compatibilidade inferior a 8/8.

Nos anos 1980, a ciência elementar fez uma nova contribuição que levou à disponibilidade de fatores de crescimento hematopoéticos, proteínas que, na cultura de tecidos, estimulam a proliferação das várias células amplificadoras transitórias do sistema hematopoético. Quando a indústria da biotecnologia surgiu nos anos 1980, os fatores de crescimento hematopoéticos estiveram entre seus primeiros produtos. Um deles, chamado G-CSF, se mostrou útil para mobilizar células-tronco hematopoéticas da medula óssea para o sangue periférico. Isso significa que se tornou possível isolar CTHs do sangue do doador em vez de sujeitá-lo ao procedimento um tanto doloroso de coleta da medula óssea, que envolve a inserção de uma agulha comprida na crista ilíaca da pélvis. Entretanto, por alguma razão desconhecida, as células preparadas dessa forma apresentam um risco maior de doença do enxerto contra o hospedeiro do que aquelas isoladas diretamente da medula óssea, e por isso ambos os métodos continuam em uso.

Atualmente, o sangue do cordão umbilical de bebês recém-nascidos também é usado para o transplante, já que contém muito mais células-tronco hematopoéticas por volume do que o sangue periférico adulto (Quadro 6). A severidade da doença do enxerto contra o hospedeiro após um transplante de cordão umbilical é menor do que aquela que se segue a um transplante adulto, mesmo considerando-se o mesmo nível de incompatibilidade de HLA. Mais uma vez, a razão para isso é desconhecida. Apesar de suas vantagens, a quantidade de CTHs encontradas em um único cordão umbilical não é suficiente para tratar um paciente adulto. Por esse motivo, ou os cordões umbilicais são usados para tratar crianças, ou é necessário mais de um cordão umbilical compatível para cada paciente.

> **Quadro 6: Bancos de cordão umbilical**
>
> A utilidade do sangue de cordão umbilical para os transplantes de células-tronco hematopoéticas levou a uma nova indústria de bancos de cordão umbilical. O sangue pode ser congelado em nitrogênio líquido e descongelado de forma viável em uma data posterior, da mesma maneira que ocorre com as células em cultura de tecidos.
>
> Hoje, muitos pais pagam para congelar o cordão umbilical de seu bebê, "para o caso" de um transplante ser necessário em algum momento da vida. Embora o sentimento por trás disso seja compreensível, os bancos privados são muito menos eficientes, além de muito mais caros, do que a doação para um banco público de cordão umbilical. Um banco público pode identificar amostras compatíveis com pacientes do mundo inteiro, e portanto existe uma probabilidade razoável de que o sangue seja efetivamente usado para salvar uma vida. Já a grande maioria dos cordões umbilicais armazenados em bancos privados jamais serão usados e acabarão sendo descartados.

Uma vez que o TCTH alogênico ainda hoje é extremamente arriscado, com pelo menos dez por cento de mortalidade associada com o tratamento, só é prescrito para as condições mais letais. Em teoria, substituir todo o sistema hematopoético seria benéfico para uma ampla gama de doenças autoimunes, por exemplo o diabetes tipo 1, mas, em virtude da severidade do tratamento, isso é impraticável. Um método de reduzir o risco do tratamento é fazer apenas uma ablação parcial de medula no receptor – em outras palavras, reduzir o tratamento com radiação ou quimioterapia para que mate apenas algumas, mas não todas as células-tronco na medula do paciente. É necessário matar algumas, pois do contrário não haverá nichos disponíveis para as células de enxerto ocuparem, e o enxerto não funcionará, mas se o tratamento não matar todas as CTHs é mais provável que o paciente sobreviva, principalmente se tiver mais de sessenta anos. Em termos de tratamento contra o câncer, apesar do fato de que uma ablação parcial da medula não destruirá totalmente o tumor, acredita-se que oferece a melhor chance de sobrevivência, tendo em vista o efeito favorável do enxerto contra o tumor.

Pouco mais da metade de todos os TCTHs são autólogos, ou seja, coletam-se as CTHs do próprio paciente, depois se administra o tratamento e então se faz a reinfusão das células de enxerto. Isso segue a lógica original de substituir a medula óssea após quimioterapia ou radiação letal. Tem a vantagem considerável de o enxerto ser perfeitamente compatível, de modo que há pouca chance de rejeição ao enxerto ou doença do enxerto contra o hospedeiro. Mas, para o tratamento de linfomas e leucemias, tem duas desvantagens. Em primeiro lugar, é bem possível que existam células tumorais alojadas na própria medula óssea, que se esquivarão do tratamento e reintroduzirão o câncer após o enxerto. Em segundo lugar, uma vez que o enxerto é autólogo, não ocorre ataque imunológico do enxerto contra o tumor, o que parece ser muito eficaz para remover pequenas quantidades de células tumorais que sobrevivem ao tratamento e hoje é o principal fundamento por trás do uso de TCTH para o tratamento de leucemia. Por essas razões, o TCTH autólogo, junto com radio e quimioterapia, é usado principalmente para o tratamento de tumores sólidos.

O TCTH também é às vezes usado para tratar doenças não malignas. Uma categoria são as doenças genéticas do sangue ou do sistema imunológico graves o suficiente para causar morte prematura, como a imunodeficiência combinada sofrida pelo indivíduo tratado por Robert Good em 1968. Outra são as deficiências enzimáticas genéticas. Particularmente se a enzima for extracelular, ou se puder ser absorvida pelas células hospedeiras em forma funcional, um enxerto hematopoético pode ser um meio de suprir tal enzima de maneira permanente e em uma dose eficaz. Como a doença é de origem genética, um enxerto alogênico tem de ser realizado para fornecer CTHs contendo a versão normal do gene e, uma vez que esse é um procedimento de risco, seu uso só é considerado quando a própria doença é letal.

Terapia gênica com TCTH

Para doenças genéticas em que a natureza molecular do defeito é conhecida, é possível usar um enxerto de CTH autólogo como veículo para a terapia gênica. Isso é feito corrigindo-se o defeito genético nas células enquanto elas estão fora do corpo e então reintroduzindo as células "curadas" no paciente após uma ablação parcial da medula óssea. Uma vez que as CTHs duram a vida toda e podem repovoar todo o sistema imunológico e sanguíneo, esse é um método muito eficaz para introduzir genes no corpo. Um pequeno número de indivíduos foi efetivamente curado de imunodeficiências graves combinadas por meio desse método. Infelizmente, em alguns casos o tratamento acabou levando a leucemia ou linfoma. A razão disso é que os vírus acostumados a inserir os genes faltantes têm uma tendência a inseri-los no DNA do receptor perto de genes ativos. Às vezes estes podem ser oncogenes, isto é, genes que tornarão as células cancerígenas se forem ativados indevidamente. O risco dessa complicação era considerado muito baixo, com base no fato de que há uma grande quantidade de DNA genômico onde inserir genes e o número de oncogenes é ínfimo. Com efeito, considerava-se que o risco fosse cerca de um em um milhão. Entretanto, se os genes são introduzidos em uma população de células provenientes da medula óssea, ainda que o número de células-tronco seja pequeno, pode haver facilmente um milhão de células amplificadoras transitórias se dividindo, as quais são capazes de sofrer mutação para um comportamento cancerígeno por meio da ativação de um oncogene. Em outras palavras, inserir genes em tal população de células envolve mais do que um milhão de eventos de inserção genética independentes, cada um deles com um risco oncogênico de um em um milhão. Isso significa que o risco por enxerto é, na verdade, bem alto. A publicidade dada a esse problema impediu de maneira significativa o desenvolvimento de procedimentos de terapia gênica que poderiam ser eficazes, porque hoje é necessário encontrar métodos para inserir genes em locais específicos com a certeza de que não apresentam riscos, e isso é muito difícil de se alcançar em termos técnicos.

Outras terapias reais com células-tronco

Embora o TCTH seja, de longe, o tipo mais importante de terapia com células-tronco sendo realizada atualmente, há alguns outros exemplos de terapias reais com células-tronco que se mostraram eficazes e são usadas em pequena escala. Por "real" quero dizer que as células em questão são células-tronco genuínas e que de fato substituem as células mortas, danificadas e não funcionais do órgão em questão. Há, além destas, um grande número de pretensas terapias com células-tronco em que a natureza das células enxertadas é incerta e em que estas não se tornam células funcionais no órgão almejado.

Epiderme

A primeira aplicação é o uso de epiderme cultivada *in vitro* para tratar vítimas de queimaduras graves. As queimaduras destroem a pele e deixam uma área exposta muito vulnerável a infecção que, se for grande, pode levar à perda de um volume perigoso de fluidos. As queimaduras são frequentemente tratadas com enxertos de pele autólogos, nos quais pedaços da epiderme são movidos de um lugar a outro do corpo para cobrir a ferida. Isso possibilita que a regeneração da epiderme ocorra a partir de pequenos pedaços de enxerto inseridos na área danificada, de modo que a ferida cicatriza muito mais depressa do que ocorreria naturalmente. O verdadeiro problema surge quando as queimaduras são tão extensas que não resta pele saudável suficiente para fornecer enxertos. Às vezes se realizam enxertos alogênicos; outras vezes, enxertos de pele animal. Essas medidas podem fornecer uma proteção temporária contra infecções e perda de fluidos, mas são, por sua própria natureza, soluções

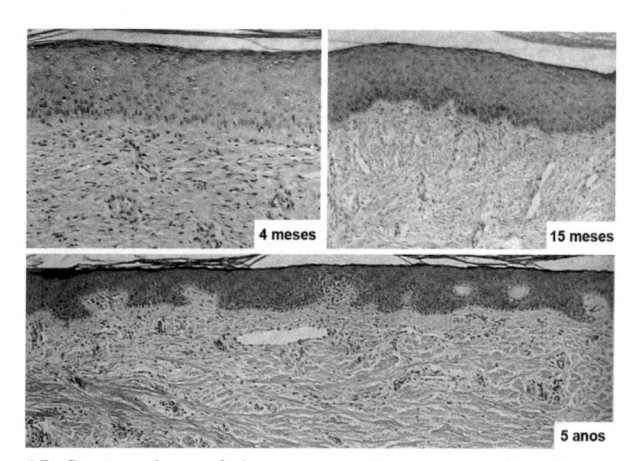

15. Seção microscópica mostrando enxertos de pele em uma vítima de queimadura. Essa pele foi produzida por meio da cultura de células-tronco da epiderme do paciente. Após quatro meses, o enxerto se tornou um epitélio estratificado bem estruturado. Depois de cinco anos, são visíveis os sulcos cutâneos característicos. Entretanto, folículos capilares e glândulas sudoríparas nunca se desenvolvem

apenas temporárias, porque são rejeitadas algumas semanas depois.

Uma solução engenhosa foi encontrada por Howard Green, da Faculdade de Medicina da Universidade de Harvard, nos anos 1970, que concebeu um método para a cultura *in vitro* de células-tronco da epiderme. Este consiste em usar células alimentadoras, de maneira muito similar ao método posterior adotado para o cultivo de células-tronco embrionárias. Na presença de células alimentadoras e em um meio adequado, as células-tronco da camada basal da epiderme se reproduzem em cultura e formam uma camada de tecido estratificada muito similar à epiderme *in vivo*. A reprodução não acontece indefinidamente, mas é suficiente para expandir uma pequena biópsia em uma área grande o suficiente para fornecer enxertos para o corpo inteiro em apenas três semanas. Green foi pioneiro no uso dessa técnica para fornecer enxertos para pacientes com queimaduras muito extensas (Figura 15). Embora esta nunca tenha se tornado uma atividade rotineira, ao longo desses anos se realizou um pequeno número de enxertos, que sem dúvida salvaram muitas vidas.

Uma razão pela qual a terapia nunca se popularizou é que, felizmente, tais queimaduras graves são muito raras nos países desenvolvidos. Queimaduras extensas são, lamentavelmente, muito mais comuns em países em desenvolvimento, em que fogueiras ou fogões de parafina são usados com frequência para cozinhar e onde os padrões de fiação elétrica nas residências podem ser muito baixos. Mas os países em desenvolvimento não têm os centros de pesquisa clínica com a sofisticação necessária para realizar esse tipo de terapia com células-tronco.

Outra razão é que, embora a epiderme enxertada sobreviva por tempo indefinido, integrando-se pouco a pouco à camada cutânea subjacente, jamais desenvolve folículos capilares e glândulas sudoríparas. Essas estruturas se encontram na derme, mas se originam na epiderme. Cada uma delas tem sua própria população de células-tronco, e nem os folículos capilares nem as glândulas sudoríparas surgem espontaneamente da epiderme gerada por cultura *in vitro*. De fato, a relação entre essas estruturas é inversa, já que as células-tronco dos folículos capilares podem povoar a epiderme da superfície se a epiderme adjacente for destruída. A ausência de folículos pode ser tolerada – com efeito, muitas mulheres estão sempre depilando grandes áreas do corpo, e muitos homens convivem bem com a calvície. Mas a vida sem glândulas sudoríparas é bem desagradável, já que elas são cruciais para regular a temperatura do corpo. A ausência de glândulas sudoríparas foi comparada a viver dentro de um saco plástico, e isso reduz a qualidade de vida dos sobreviventes desse tipo de terapia com células-tronco.

Um aspecto interessante da cultura de células-tronco da epiderme é que essa terapia tem sido oferecida por um pequeno número de equipes trabalhando em hospitais que, durante muitos anos, escaparam ao radar das autoridades reguladoras. As células eram cultivadas em condições normais de laboratório usando-se células alimentadoras de camundongos e produtos de origem animal, como o sérum bovino fetal normalmente usado para cultura celular. Tais métodos eram bastante comuns quando as atividades começaram nos anos 1970, mas nos anos 2000 as autoridades reguladoras começaram a perceber o que estava acontecendo e a insistir para que as células fossem cultivadas em salas assépticas especialmente dedicadas a esse propósito, que boas práticas de produção (BPP) deveriam ser seguidas em todas as etapas do procedimento e que não se deveriam usar células ou produtos de origem animal. As dificuldades e despesas decorrentes reduziram ainda mais o nível dessa atividade que, embora em pequena escala, salva vidas. Curiosamente, não se conhece paciente algum que tenha sofrido efeitos maléficos decorrentes da terapia não regulamentada oferecida nos primeiros trinta anos, o que indica que os temores de que vírus de origem animal pudessem ser introduzidos durante a cultura são provavelmente exagerados.

Além de seu uso para tratar queimaduras graves, os enxertos de pele também podem ser usados como veículos para a terapia gênica, destinada ao tratamento de doenças genéticas da pele em que há carência de alguma proteína específica. Um exemplo é uma forma de epidermólise bolhosa em que uma subunidade da proteína extracelular laminina está ausente. Isso leva à perda da epiderme porque sua união com a derme é muito frágil, e os pacientes sofrem constantemente com feridas abertas que se tornam infectadas e dolorosas. Apesar do rígido controle do procedimento, envolvendo tanto a cultura de células-tronco quanto a terapia gênica, um paciente foi tratado na Itália pela equipe das dras. Michele de Luca e Graziella Pellegrini. As células-tronco da epiderme são obtidas da biópsia de uma região normal da pele e expandidas em cultura. O gene faltante é, então, introduzido nas células usando-se um vírus. Lâminas multicamadas de epiderme contendo o gene faltante são cultivadas e enxertadas no lugar da epiderme do indivíduo. Esse procedimento em particular se mostrou eficaz. Apesar do fato de que a síntese da subunidade faltante de laminina não é regulada da mesma forma que seria normalmente, ao que parece a proteína pode participar da formação da proteína laminina completa, com três subunidades, e aliviar a doença.

Limbo

Há, ainda, outra pequena área de terapia real com células-tronco. Na parte frontal do olho fica a córnea, uma camada transparente que permite a entrada de luz na pupila. Em certas doenças a córnea pode se tornar opaca, resultando em cegueira. Esse é um tipo de cegueira que pode ser corrigido facilmente por meio de um enxerto de córnea de um doador humano falecido. Grande parte da córnea é composta de proteína extracelular de baixa imunogenicidade, mas há uma camada celular acima e outra abaixo. Uma vez que a supressão imunológica sistêmica não é usual para enxertos de córnea, essas camadas podem ser rejeitadas pelo sistema imunológico do receptor. Entretanto, a camada externa, epitelial, é regenerada pelo organismo do receptor, pois normalmente é renovada de forma contínua a partir de uma zona anelar circundante chamada limbo. Conquanto o limbo do receptor esteja intacto e funcional, a córnea do doador finalmente será recoberta por células saudáveis. Mas surge um problema se o limbo não estiver intacto, por exemplo se a parte frontal do olho tiver sido destruída por um jorro de soda cáustica. Nessa situação, a córnea enxertada será recoberta não por um epitélio transparente e benigno, e sim pelo tecido opaco da parte externa do globo ocular (a conjuntiva), que causará cegueira novamente.

A dra. Michele de Luca, da Universidade de Roma, e mais recentemente a Universidade de Módena, na Itália, passaram trinta anos desenvolvendo um método em que células do limbo são coletadas do olho saudável, reproduzidas em cultura e enxertadas na posição do limbo do olho afetado. Se o dano à córnea for pequeno, esse procedimento é suficiente para regenerar um epitélio saudável e recuperar a visão. Se a córnea estiver danificada, é substituída por um enxerto de córnea além do enxerto de limbo, e o enxerto de limbo fornece a reserva de células-tronco para que a córnea seja recoberta por epitélio transparente. Também impede que esta seja recoberta pela conjuntiva opaca do receptor, o que ocorreria na ausência do enxerto. Esse método se mostrou muito eficaz, e dezenas de pacientes recuperaram a visão. Entretanto, atualmente os aloenxertos não são muito eficazes e, por isso, o método requer a presença de um limbo viável no outro olho para servir como fonte de células límbicas para expansão.

Terapia com células-tronco para SNC

Uma empresa californiana, a Stem Cells Inc., produziu uma linhagem de células-tronco neuronais humanas e a está usando para testar o tratamento terapêutico de várias condições que afetam o sistema nervoso central (SNC). A fase 1 dos estudos clínicos foi concluída para duas doenças genéticas raras, a doença de Batten e a doença de Pelizaeus-Merzbacher. A primeira é a ausência de uma proteína específica que leva à acumulação de lipofuscina (um complexo de proteínas e lipídeos), sobretudo no cérebro. O resultado é o desenvolvimento gradativo de distúrbios de visão, fala, comportamento e, finalmente, muitos outros problemas. A base do tratamento é a recuperação metabólica por meio do fornecimento da proteína faltante, em vez de repovoar o cérebro danificado com neurônios e células gliais do enxerto. Portanto, pode ser comparado com o tipo de TCTH usado para tratar deficiências enzimáticas. A doença de Pelizaeus-Merzbacher é um distúrbio genético associado com o sexo, ocorrendo em meninos cujas mães são portadoras. Envolve a perda de produção de um dos principais componentes das bainhas de mielina das fibras nervosas e leva a uma ampla gama de doenças neurológicas que vão de moderadas a muito graves. O que se espera, nesse caso, é que o enxerto dê origem a células remielinizantes capazes de reparar o dano. Em 2011, foram conduzidas as fases 1 e 2 de um estudo das mesmas células para tratamento de lesão espinhal crônica. Embora o SNC tenha um certo grau de proteção contra o sistema imunológico, a imunossupressão ainda é necessária para esse tipo de terapia.

Terapia com células-tronco para o coração

Atualmente, não existe uma verdadeira terapia com células-tronco para o coração. Ou seja, ninguém conseguiu enxertar células no coração que fossem capazes de se reproduzir e regenerar o músculo cardíaco danificado. Entretanto, ao longo dos últimos dez anos, muitos centros de pesquisa têm se dedicado a enxertar células de vários tipos em corações doentes. Essa atividade se encontra em algum ponto intermediário entre as pretensas e as verdadeiras terapias com células-tronco. O lado bom é que muitos pacientes têm participado de estudos clínicos bem controlados, e por isso há uma boa compreensão da eficácia dos tratamentos. O lado ruim é que a explicação para os tratamentos é muito fraca, e é difícil dizer o que está acontecendo.

A lógica vem de um boom de experimentos com animais em laboratório na virada do século XXI, indicando que enxertos de medula óssea em receptores expostos a radiação poderiam repovoar muitos órgãos. O esperado é que um enxerto de medula óssea seja capaz de repovoar o sangue e o sistema imunológico, mas esses estudos relataram também o repovoamento de órgãos como o cérebro, o fígado, o pâncreas e o coração. Esse fenômeno se tornou equivocadamente denominado "transdiferenciação". Investigações cuidadosas finalmente indicaram que quase todos os resultados aparentemente positivos se deviam a vários produtos artificiais e que a transdiferenciação não ocorre em quantidade perceptível. Com efeito, esse tipo de transdiferenciação possivelmente ocorre em um nível muito limitado. Por exemplo, houve estudos *post-mortem* de receptores de medula óssea em que o doador era macho e a receptora era fêmea, e foi possível identificar células masculinas em vários tecidos por causa da presença de um cromossomo Y no núcleo celular. Entretanto, isso certamente não ocorre com frequência suficiente para que tenha alguma utilidade clínica.

Infelizmente, os detalhes dessa disputa um tanto hermética e os experimentos cautelosos com animais que seriam necessários para resolvê-la não foram captados totalmente pelos clínicos, alguns dos quais, entusiasmados, começaram a realizar enxertos de medula óssea autóloga no coração de pacientes que haviam sofrido ataques cardíacos ou apresentavam insuficiência cardíaca. A explicação é que "a medula óssea contém células-tronco capazes de repovoar qualquer tecido no corpo". A bem da verdade, esse argumento é no mínimo tão sólido quanto o que levou aos primeiros testes de transplante de medula óssea, e o procedimento é muito menos letal, podendo ser realizado em condições normativas modernas em que os Comitês Institucionais de Pesquisa examinam previamente e nos mínimos detalhes cada uma das propostas, para garantir que a relação entre risco e benefício seja razoável; que os experimentos estejam bem planejados; e que todos os pacientes tenham dado seu consentimento informado.

Os resultados de um grande número de testes podem ser resumidos na afirmação de que a função cardíaca de fato melhora, mas só um pouco, e normalmente não por muito tempo. Por exemplo, um aumento de dois por cento de gasto cardíaco durante alguns meses seria típico. Não é possível fazer estudos pós-enxerto muito detalhados em pacientes humanos, mas os experimentos com animais indicam que todas as células morrem logo depois do enxerto. Então, os benefícios, se é que existem, não se devem ao repovoamento do músculo cardíaco danificado. Talvez estejam associados ao estímulo à formação de novos vasos sanguíneos, ou a uma redução de inflamação, ou a alguma outra alteração imunológica mal definida. Tais mecanismos geralmente são chamados de "efeitos parácrinos", um termo vago para designar efeitos decorrentes de substâncias desconhecidas liberadas pelas células.

Uma outra dificuldade com esse tipo de procedimento é que há um efeito placebo considerável nos grupos de controle. Os casos em que se realizam injeções similares no coração danificado, mas sem células, apresentam quase tantos benefícios quanto os casos em que as células são de fato injetadas. Portanto, os mecanismos não específicos mencionados acima podem ser reais, mas talvez não requeiram célula alguma. Esse exemplo de "terapia com células-tronco" para o coração é, talvez, aquele em que a divisão de opiniões entre clínicos e cientistas é mais acirrada. Os cientistas geralmente consideram que o procedimento é inútil, carece de fundamentação lógica e não produz resultados válidos. Os clínicos citam os resultados positivos estatisticamente significantes e justificam a atividade com base nos benefícios aos pacientes, embora admitam que o mecanismo não seja compreendido.

Capítulo 7
Expectativas realistas e não realistas

Quando consideramos a parte que nos toca no que se refere à medicina, normalmente somos muito gratos. Olhamos para trás com horror e contemplamos a elevada mortalidade infantil e a tão frequente mortalidade materna antes do século XX. Felizmente, nosso patamar atual de tecnologia reduziu esses riscos a um nível que já não assombra a maioria das pessoas. Entretanto, em alguns aspectos ainda estamos em uma era obscura. As gerações futuras certamente olharão para nós e se admirarão de como aceitamos conviver com a paralisia permanente em consequência de uma lesão espinhal, ou com a perda permanente de membros em consequência da lesão severa de um tecido, ou com a morte inevitável decorrente de insuficiência cardíaca ou de muitas formas de câncer. Todas as pessoas envolvidas com a ciência biomédica são confiantes de que um dia seremos capazes de regenerar estruturas faltantes e também de que haverá curas para insuficiência cardíaca, diabetes, câncer e doenças neurodegenerativas, mas temos pouca ideia de quando ou de que maneira essas coisas serão alcançadas. Provavelmente chegaremos lá, mas talvez isso tarde mais do que a maioria das pessoas espera. As expectativas são infladas em toda parte porque vivemos em um mundo em que é possível ganhar dinheiro chamando atenção e fazendo promessas, e toda promessa de novas curas para doenças graves e debilitantes está fadada a atrair muita atenção. O alarde é ainda maior por causa do debate ético em torno das CTEs humanas, que levou os defensores das pesquisas com células-tronco a prometerem o desenvolvimento muito rápido de curas radicais. E cresce ainda mais por causa da crença de políticos de vários países de que a terapia com células-tronco será a próxima "grande novidade" depois dos computadores e que seu desenvolvimento pode, de alguma forma, resgatar suas economias decadentes e pouco competitivas.

Esperanças e realidades

Em nenhum lugar o alarde tem sido maior do que na Califórnia, onde o Instituto da Califórnia para Medicina Regenerativa (CIRM) foi criado usando-se 3 bilhões de dólares de dinheiro público, obtidos com a venda de obrigações estaduais. A motivação foi uma tentativa de se esquivar das restrições implementadas pelo presidente Bush em 2001 ao financiamento federal de pesquisas com CTEs humanas (ver Quadro 7), proporcionando, em vez disso, financiamento estadual. A Califórnia sempre tem prazer em fazer coisas que incomodam Washington, e seus cientistas estavam prontos para usar de todo o seu poder de persuasão para ajudar a colocar em marcha o empreendimento. Em consequência de todo um discurso sedutor, a sociedade californiana realmente acredita que novas curas virão em poucos anos, e os políticos realmente acreditam que terão seu dinheiro de volta na forma de impostos arrecadados de novas empresas rentáveis erguidas com base na tecnologia. Os cientistas tendem a ser um pouco menos otimistas em particular do que o são em público. Alguns dos que trabalham com células-tronco pluripotentes humanas não acreditam que algum dia haja terapias celulares baseadas em seu uso. Ao contrário, argumentam que o valor das células-tronco pluripotentes humanas é a possibilidade de estudar o desenvolvimento embrionário humano sem embriões, ou de avaliar a segurança de medicamentos usando tipos de células humanas difíceis de se obter, como os cardiomiócitos. Contudo, a população californiana não destinou 3 bilhões de dólares para tais atividades; eles querem curas, e esperam isso em poucos anos. Por esse motivo, há um temor disseminado de que ocorram reações furiosas quando se revelar que as curas serão mais lentas e mais limitadas do que se havia esperado.

Apesar desse temor, tais reações furiosas talvez não sejam inevitáveis. As tecnologias sendo desenvolvidas são muito sofisticadas, e a iniciativa do CIRM resultará em progresso real.

Quadro 7: Restrições às pesquisas com células-tronco nos Estados Unidos

Ao contrário da crença popular, não existe proibição federal a qualquer tipo de pesquisa com células-tronco nos Estados Unidos. O que existe é uma restrição ao modo como o dinheiro público pode ser gasto, especificamente no caso de bolsas de pesquisa dos Institutos Nacionais de Saúde (NIH).

A principal limitação é uma "cláusula adicional" acrescentada pelo Congresso todos os anos desde 1996 à sua principal dotação orçamentária para o Departamento de Saúde e Serviços Humanos, que proíbe o gasto de dinheiro público em qualquer atividade envolvendo a "destruição" de embriões humanos, o que supostamente incluiria a geração de linhagens de CTEs humanas a partir de embriões humanos.

Além disso, o presidente George W. Bush implementou uma Ordem Executiva em 2001 que limitava o financiamento público de pesquisas

> usando linhagens de CTEs humanas. As pesquisas com um número limitado de linhagens existentes foram permitidas, mas novas linhagens foram excluídas. Em 2009, essa Ordem foi substituída por uma do presidente Obama que permitia o financiamento público de pesquisas com novas linhagens de CTEs desde que estas seguissem diretrizes éticas rigorosas.
>
> Entretanto, ainda não é possível produzir novas linhagens de CTEs humanas usando dinheiro público. O financiamento deve vir da iniciativa privada ou do Exterior. Essa situação dificilmente mudará no futuro imediato.
>
> As opiniões sobre até que ponto as restrições prejudicam os esforços de pesquisa dos Estados Unidos variam. Os fundos dos NIH de fato financiam a maior parte das pesquisas biomédicas, e os fundos privados (empresas, instituições beneficentes, filantropia individual) são relativamente limitados, de modo que as restrições ao financiamento público são um problema significativo. Por outro lado, os países com regimes mais liberais (Reino Unido, Singapura, Austrália, Suécia) não ficaram muito à frente dos Estados Unidos nesse período. Talvez o maior prejuízo tenha sido à percepção da posição dos Estados Unidos como líder mundial em pesquisa biomédica do que a seu desempenho real.

O problema é que todas as ciências médicas estão produzindo menos em termos de resultados clínicos ou comerciais reais em comparação com o que produziram nos anos 1940 e 1950, quando o nível de investimento era muito menor do que hoje. As razões para isso são difíceis de determinar, mas devem incluir o fato de que a maioria das coisas fáceis já foi feita, e o que resta fazer é muito difícil, com problemas técnicos e científicos complicadíssimos a serem superados. Além disso, há três outros problemas que desaceleram a introdução de novas terapias.

Em primeiro lugar, o processo de obter aprovação para introduzir uma nova terapia tem se tornado cada vez mais trabalhoso e leva muito tempo. Em segundo lugar, algumas das doenças em questão podem ser tratadas com outras terapias já existentes, que podem ser muito eficazes. Toda nova terapia precisa ser significativamente melhor do que a atual para que seja aceita. Finalmente, há uma carência de investimento de capital de risco porque os retornos financeiros são considerados muito incertos. Em particular, a promessa de terapia celular personalizada inerente às células-tronco, que motiva muitos cientistas, é considerada pela maioria dos analistas proibitivamente cara e, portanto, é improvável que essa tecnologia receba grandes investimentos privados no futuro próximo.

Visto que a FDA e outras agências reguladoras são muitas vezes criticadas por desacelerar a introdução de novas terapias, vale lembrar que elas existem em resposta a uma demanda pública e a desastres passados. Nesse contexto, um exemplo de pretensa terapia com células-tronco, normalmente considerada "segura", é instrutivo. Foi descrito em Israel em 2009. Um menino que padecia de ataxia telangiectasia (uma doença genética rara associada a um defeito na reparação do DNA, levando a graves problemas motores) fora levado a Moscou em três ocasiões para se submeter a terapias com células-tronco que consistiam de injeções no cérebro e na espinha dorsal de células neurogênicas oriundas de fetos humanos. Alguns anos depois, descobriu-se que ele tinha vários tumores, contendo neurônios e células gliais originados das células do doador. Em geral, tais pretensas terapias são relativamente seguras, embora ineficazes. Isso porque um enxerto alogênico será rapidamente rejeitado na ausência de imunossupressão e provavelmente não causará maiores danos. Mas além dos problemas neuronais que causa, a ataxia telangiectasia envolve um certo grau de imunodeficiência, e isso, junto com o fato de que o sistema nervoso central está relativamente protegido contra o sistema imunológico, provavelmente explica por que os enxertos de fetos humanos foram capazes de sobreviver e gerar os tumores.

Lições do TCTH

Uma vez que o transplante de células-tronco hematopoéticas (TCTH) é, de longe, a maior história de sucesso de terapias com células-tronco na prática clínica, vale considerar cuidadosamente as lições que seu desenvolvimento nos ensina. Algumas delas são surpreendentes e podem até mesmo ser mal recebidas por vários grupos de profissionais.

Em primeiro lugar, é impressionante quão pouco conhecimento científico havia sobre o sistema hematopoético quando foram feitas as primeiras tentativas clínicas nos anos 1950. Isso foi décadas antes do isolamento das células-tronco hematopoéticas, ou da caracterização do nicho de células-tronco, ou da compreensão da linhagem celular, ou do isolamento dos vários fatores de crescimento hematopoéticos. Hoje, muitos cientistas argumentam que é "cedo demais" para realizar estudos clínicos com células produzidas a partir de células-tronco pluripotentes, ou neuroesferas, ou produtos de engenharia de tecidos. Considerando-se a elevada taxa de mortalidade dos primeiros transplantes de medula óssea, provavelmente era cedo demais nos anos 1950, mas mesmo na época em que começaram a surgir os primeiros casos de sucesso, no fim dos anos 1960, o conhecimento científico do sistema hematopoético ainda era rudimentar. Foi só em 1988 que CTHs de camundongos foram isoladas (por Irving Weissman, da Universidade de Stanford), e alguns anos depois foi possível isolar CTHs de humanos. O que levou ao sucesso não foi uma compreensão detalhada do sistema, e sim avanços em outras áreas, principalmente a compreensão do sistema genético do HLA controlando a rejeição, o desenvolvimento de métodos práticos para a compatibilidade de tecidos e a descoberta e aplicação prática de medicamentos imunossupressores.

Em segundo lugar, a maior parte da tecnologia de transplante hematopoético foi desenvolvida sem regulação externa, que só entrou em vigor nos anos 1980 para novos procedimentos clínicos. A elevadíssima taxa de mortalidade dos primeiros anos foi, talvez, justificável, já que todos os pacientes tinham doenças fatais e, portanto, era válido assumir um risco alto em busca de uma cura. Mas todos sabemos que esse tipo de abordagem não seria possível hoje. De fato, o que muitas vezes se afirma é que a FDA e organismos equivalentes em outros países simplesmente não permitiriam que se assumissem os riscos necessários e, em conseqüência, a tecnologia jamais teria sido desenvolvida.

Em terceiro lugar, é notável que a explicação elementar do procedimento tenha mudado. No início, a explicação era que a erradicação da leucemia requeria um nível letal de radiação e que o paciente poderia sobreviver à dose letal por meio do transplante de medula. Agora, a explicação é, basicamente, que um enxerto alogênico tem um poderoso efeito antitumoral, provavelmente um subproduto do efeito do enxerto contra o hospedeiro, e nisso reside seu valor terapêutico. Por conseguinte, é cada vez mais comum que o tratamento seja concebido para produzir menos de cem por cento de ablação da medula óssea do receptor.

Além do mais, o TCTH se estendeu para outras áreas que não foram previstas originalmente. Por exemplo, recentemente os drs. John Wagner e Jakub Tolar, da Universidade de Minnesota, usaram tais enxertos para tratar uma doença genética da pele: um tipo de epidermólise bolhosa em que a proteína extracelular colágeno 7 está ausente. Esta é mais severa do que a forma da doença mencionada no Capítulo 6. A carência de colágeno 7 significa que a epiderme da pele é mal aderida à derme subjacente e se desprende com facilidade. Bebês nascidos com essa doença sofrem muitos ferimentos, infecção severa e dor constante, e não sobrevivem por muito tempo. Descobriu-se que o TCTH pode melhorar consideravelmente essa condição, provavelmente porque alguns dos vários tipos de célula produzidos pelos próprios sistemas hematopoéticos secretam colágeno 7, e um número suficiente delas consegue chegar até a junção da epiderme com a derme para corrigir o defeito. Essa é uma inovação importante para tratar uma doença muito grave, mas o mecanismo simples não era esperado nem fora previsto antes de ocorrer.

Em quarto lugar, apesar dos grandes avanços nos índices de cura para leucemias e linfomas, o enxerto hematopoético alogênico continua sendo um procedimento extremamente agressivo, com um alto índice de mortalidade associado com o tratamento. Isso significa que, apesar do exemplo acima, não é adequado para tratar uma ampla gama de outras doenças em que a causa está em algum defeito do sangue ou do sistema imunológico, porque os riscos não poderiam ser justificados para condições que não são fatais no curto prazo.

Por último, vale considerar o impacto econômico do TCTH. Os políticos gostam de pensar nas pesquisas com células-tronco como impulsoras de crescimento econômico. Sua visão usual da transferência de tecnologia é que se fazem novas descobertas em laboratório e estas logo entram em um processo que leva à inevitável exploração comercial. Em algum momento, elas serão patenteadas para gerar propriedade intelectual valiosa. Então, um produto será desenvolvido sob proteção da patente, uma empresa será fundada, venderá o produto por um preço elevado e pagará muitos impostos para o governo. Mas essa visão atraente não corresponde muito bem à realidade. A maioria das descobertas dos cientistas acadêmicos não tem valor comercial. Para aquelas que parecem ter algum valor, a grande maioria é descartada durante o processo de desenvolvimento, por razões de todo tipo. Quando pensamos em TCTH, a primeira consideração é que não é um produto, e sim um serviço. O TCTH sem dúvida gera alguma riqueza, mas de maneiras um tanto indiretas e difíceis de prever. Em países como os Estados Unidos, em que o sistema de saúde é majoritariamente privado, o serviço pode ser cobrado e é muito caro. O TCTH também gerou muitos produtos e serviços auxiliares, tais como máquinas para fracionar células da medula ou do sangue, anticorpos para identificar células e antibióticos e medicamentos imunossupressores usados para tratar os pacientes. A produção e comercialização de todas essas coisas gera riqueza, mas elas são todas complementares ao procedimento principal. Em países com um sistema médico financiado pelo Estado, como o Reino Unido, a introdução de um novo serviço (gratuito) tende a ser vista, de uma perspectiva econômica, como custo e não como benefício, e poderia inclusive ser percebida como tendo um impacto econômico negativo.

A impressão geral é de que, em todos os aspectos mencionados acima, a história do TCTH não poderia ter sido prevista por nenhum analista, por mais talentoso que fosse. Mesmo quando examinada em retrospectiva, não se encaixa na maioria das visões atuais acerca da pesquisa com células-tronco. Os cientistas normalmente acreditam que é necessário ter uma compreensão detalhada do mecanismo do processo natural antes de embarcar em uma terapia baseada neste. A história do TCTH mostra claramente que isso não é verdade. As autoridades reguladoras não reconhecem que suas atividades impedem o desenvolvimento de nova tecnologia médica. Mas, hoje, dificilmente as entidades reguladoras sancionariam o uso de radiação letal no corpo todo ou enxertos alogênicos igualmente letais como novas terapias. Em termos de benefícios econômicos, os políticos não veem os novos serviços fornecidos por hospitais financiados pelo Estado como geradores de riqueza para seus países, e sim como novos custos onerosos.

Possivelmente, as lições mais positivas a serem tiradas sejam as seguintes. Em primeiro lugar, há um grande intervalo de tempo entre o conhecimento científico mínimo no qual uma nova terapia poderia se basear e sua eficácia na prática. No caso do TCTH, passaram-se cerca de vinte anos desde a descoberta de que as células da medula óssea curavam os efeitos da radiação em camundongos até que se adotasse o transplante de medula óssea para seres humanos com alguma esperança de sucesso. Hoje em dia, a supervisão muito mais rígida das autoridades reguladoras significa que esses intervalos serão mais longos, e não mais curtos. Isso corrobora a alegação de muitos cientistas de que ainda é "cedo" para terapia com células-tronco. Em segundo lugar, embora não seja preciso ter uma compreensão científica detalhada para inventar um novo tratamento, certamente o conhecimento científico é necessário para que se possam medir os resultados de maneira acurada. Portanto, foi preciso todo um conjunto de ciência elementar para tornar possível o TCTH. Isso inclui a compreensão dos tipos de célula no sangue, e de como identificá-las e quantificá-las; da natureza da leucemia e do linfoma como proliferação incontrolada de células hematopoéticas; da sua origem a partir de células precursoras na medula óssea; da natureza e da medição da rejeição ao enxerto, essenciais para a descoberta e o desenvolvimento de medicamentos imunossupressores; e da base genética da rejeição ao enxerto, fundamental para determinar o tipo de tecido. Embora não seja necessário saber muito sobre o funcionamento do sistema hematopoético para inventar o transplante de medula óssea, é preciso saber uma porção de outras coisas para ser capaz de mensurar o que está acontecendo, de modo que se possa avaliar o decurso da doença e a resposta à terapia. Em outras palavras, a ciência elementar é, afinal, necessária, mas não da maneira como normalmente se esperava. De fato, nunca se pode prever realmente que partes dela serão necessárias para quais aplicações.

O futuro

No longo prazo, o céu é o limite, e a maioria dos cientistas biomédicos acredita que os grandes avanços na compreensão e na capacidade de manipular células e genes devem levar a algumas grandes inovações. Mas, nos próximos dez anos, é provável que o progresso com terapias baseadas em células-tronco seja mais modesto.

Os primeiros estudos clínicos de células oriundas de células pluripotentes já começaram, para lesão espinhal e degeneração macular. Em poucos anos, haverá alguns novos estudos clínicos envolvendo enxertos de células beta provenientes de células pluripotentes para diabetes, de cardiomiócitos para doença cardíaca e, talvez, de neurônios dopaminérgicos para doença de Parkinson. Para células-tronco de tecidos específicos, continuarão existindo melhorias incrementais do TCTH atual para tratamento de câncer e extensões de seu uso na área de doenças causadas por deficiência genética. Os protocolos menos letais possivelmente serão usados com mais frequência para algumas doenças autoimunes. Sem dúvida, serão realizados novos estudos usando células-tronco neuronais de vários tipos, e as terapias existentes baseadas no transplante de células-tronco do limbo e da epiderme serão ampliadas para incluir o uso dessas células como veículos para o fornecimento de terapia gênica.

Quanto aos avanços na ciência que tendem a se mostrar transformadores, a possibilidade de expandir CTHs *in vitro* está sendo ativamente explorada, e será muito útil se puder ser usada para gerar enxertos com uma proporção maior de CTHs e menor de outros tipos de células. Há também a possibilidade de gerar CTHs, ou produtos sanguíneos tais como plaquetas, a partir de células-tronco pluripotentes, o que poderia amenizar as dificuldades de encontrar doadores para enxertos com HLA compatível. Do contrário, provavelmente a principal área de interesse seja o que hoje se chama "reprogramação direta". Isso significa usar métodos similares aos usados atualmente para produzir células iPS para obter uma transformação direta, em uma única etapa, da célula de origem, que pode ser um blastocisto ou um glóbulo branco, no tipo de célula desejado, que pode ser um neurônio, um cardiomiócito ou uma célula beta. Como ocorre com a produção de células iPS, fatores de transcrição específicos são introduzidos nas células em questão, que são então submetidas a um procedimento de seleção adequado para gerar o tipo de célula desejado. A escolha dos fatores de transcrição depende do conhecimento do caminho normal de desenvolvimento para o tipo de célula em questão durante a embriogênese. Estudos preliminares mostraram que é possível produzir neurônios, cardiomiócitos e células beta por esse tipo de método. Curiosamente, elas parecem mesmo surgir em uma única etapa, sem passar pelos estágios intermediários normalmente encontrados no desenvolvimento embrionário. No momento, os fatores de transcrição são introduzidos na forma de genes, usando-se vírus para integrá-los à célula, e será necessário encontrar métodos alternativos não envolvendo a integração de genes se tais células forem usadas para terapia. Mas é provável que isso logo seja alcançado, porque muitos grupos vêm lidando com essa mesma questão com relação às células iPS. Células produzidas por meio de reprogramação direta terão compatibilidade genética absoluta com a pessoa da qual vieram as células originais. Isso é ainda melhor, uma vez que não passaram por um estágio de pluripotência, não deve haver risco de que surjam teratomas oriundos de células-tronco pluripotentes remanescentes no enxerto.

A outra área de provável progresso técnico está associada a métodos de reimplantação celular. Uma vez que a injeção simples parece normalmente levar à morte de células em grande escala, é provável que os tratamentos futuros envolvam tipos mais sofisticados de implantação feitos por métodos de engenharia de tecidos. Os engenheiros de tecidos desenvolveram muitas estruturas temporárias ("andaimes" biológicos) para manter as células em condição viável em matrizes tridimensionais. Eles também adaptaram os métodos usados na produção de microchips eletrônicos para construir estruturas tridimensionais complexas camada por camada. Os implantes futuros provavelmente consistirão de várias camadas de tipos de células diferentes, dotadas de um sistema vascular que possa se conectar com o do receptor. Portanto, será um enxerto de um pedaço de tecido organizado, lembrando o tecido normal, e não uma injeção de um único tipo de célula. As células incorporadas nesses enxertos serão células diferenciadas, produzidas a partir de células-tronco pluripotentes, ou produzidas por reprogramação direta, e se o custo da cultura celular personalizada puder ser reduzido haverá uma compatibilidade genética absoluta com o paciente.

Certamente, a nova tecnologia representada pela biologia das células-tronco tem um potencial enorme no longo prazo. De fato, deve ser vista em um contexto mais amplo como uma tecnologia de medicina regenerativa, que engloba a terapia gênica e a engenharia de tecidos, além da biologia das células-tronco. Mas, como ocorre em outras áreas da vida, prever o futuro de maneira precisa é uma tarefa extremamente difícil. Portanto, não devo fazer mais previsões específicas, mas simplesmente esperar que aqueles que leram este livro sejam capazes de usar seu conhecimento e discernimento para compreender o contexto das notícias sobre novas descobertas, ser céticos com relação às clínicas particulares de células-tronco que alegam proporcionar curas milagrosas e, se participarem da política ou dos negócios, contribuir para decisões sensatas sobre o financiamento e a regulamentação das pesquisas com células-tronco nas próximas décadas.

Glossário

Alelo: Uma variante específica de um **gene**. Cada gene é composto de um filamento de **DNA** e ocorre em uma posição específica (ou lócus) com relação a outros genes e ao DNA não codificado. A sequência de DNA de um gene pode diferir um pouco de um indivíduo para outro, ou entre os cromossomos maternos e paternos em um mesmo indivíduo. Cada uma dessas variantes específicas é chamada de alelo.

Astrócito: Tipo de **célula glial** que forma cicatrizes após danos ao sistema nervoso central.

Blastocisto: A etapa de desenvolvimento dos mamíferos em que o embrião consiste de uma camada de **trofectoderme** circundando uma cavidade cheia de fluido e uma **massa celular interna.**

BrdU (Bromodeoxiuridina): Uma precursora do **DNA**, similar à timidina (o T do A, C, T e G), que é incorporada no DNA quando este é sintetizado pelas células. O DNA contendo BrdU pode ser visualizado em partes do tecido ao ser tingido por um anticorpo específico, mostrando quais células estavam fabricando DNA quando o BrdU foi administrado.

Camadas germinativas: A **ectoderme**, a **mesoderme** e a **endoderme** de um **embrião** em seu estágio inicial de desenvolvimento são chamadas de camadas germinativas. Não devem ser confundidas com **células germinativas.**

Cardiomiócito: Uma célula do músculo do coração.

Célula epitelial: Um tipo genérico de célula que normalmente reveste superfícies ou compõe tecidos glandulares, como por exemplo os queratinócitos (células cutâneas) ou os **hepatócitos** (células hepáticas). No corpo, elas se encontram em uma membrana basal e estão unidas umas às outras por junções especializadas. As células epiteliais normalmente se proliferam na cultura de tecidos formando lâminas extensas.

Célula-tronco: Uma célula que persiste durante toda a vida do organismo e continua a se reproduzir e a gerar progênie **diferenciada.**

"Célula-tronco adulta": Todo tipo de **célula-tronco** humana que não seja uma **célula-tronco embrionária.**

Células alimentadoras: Células na cultura de tecidos que foram impedidas de se dividir, por meio de raios X ou tratamento com fármacos citotóxicos, mas que continuam bioquimicamente ativas. As células alimentadoras são capazes de auxiliar o crescimento das **células-tronco embrionárias** por causa dos **fatores de crescimento** que secretam.

Células amplificadoras transitórias: Células que se originam de **células-tronco de tecidos específicos** e estão destinadas a se **diferenciar** após um certo número de divisões.

Células beta: Células que produzem o hormônio **insulina** em resposta a um aumento na concentração de glicose. Estão situadas nas **ilhotas de Langerhans,** no pâncreas, junto com outros tipos de **células endócrinas**.

Células endócrinas: Células que secretam hormônios na corrente sanguínea, tais como as **células beta** situadas nas ilhotas do pâncreas, que secretam **insulina.**

Células germinativas: Células reprodutivas – **óvulos** ou espermatozoides, ou suas **células progenitoras.**

Células gliais: Células não neuronais encontradas no sistema nervoso central, especialmente **astrócitos** e **oligodendrócitos.**

Células iPS: Ver **Células-tronco pluripotentes induzidas.**

Células ovais: Células localizadas no fígado que se comportam como **progenitoras** multipotentes para os **hepatócitos** e as células biliares, dois tipos de células do fígado.

Células progenitoras: Células que estão se dividindo e estão destinadas a formar um tipo de célula específico. Ao contrário das **células-tronco**, elas não se autorrenovam por muito tempo. As **células amplificadoras transitórias** e as células do embrião em seu estágio inicial são exemplos de populações de células progenitoras.

Células somáticas: Qualquer célula do corpo, com a exceção das **células germinativas** reprodutivas.

Células-satélite musculares: Pequenas células que ficam sob a membrana basal das fibras musculares, capazes de autorrenovação e geração das células progenitoras musculares, normalmente após a danificação de tecidos.

Células-tronco de tecidos específicos: As **células-tronco** encontradas em corpos jovens e adultos que são responsáveis pela manutenção dos **tecidos de renovação.**

Células-tronco embrionárias (CTEs): Células oriundas de cultura *in vitro* da **massa celular interna** de um embrião de mamífero em seu estágio de **blastocisto.** Nos meios apropriados, as CTEs podem se multiplicar sem limites, ou podem ser levadas a se diferenciar em todos os tipos de célula encontrados no corpo humano normal.

Células-tronco hematopoéticas (CTHs): **Células-tronco** residentes na medula óssea que geram todos os tipos de célula do sangue e do sistema imunológico.

Células-tronco mesenquimais (CTMs): Células encontradas em muitos tecidos, que podem ser cultivadas *in vitro* e mostram uma capacidade de se diferenciar em osso, cartilagem, tecido adiposo ou músculo liso.

Células-tronco neurais: Células que podem se autorrenovar e que também geram os principais tipos de célula do sistema nervoso central (**neurônios, astrócitos** e **oligodendrócitos**). Em mamíferos adultos, são encontradas em duas partes do cérebro: no revestimento dos ventrículos laterais e no giro dentado do hipocampo. Células similares estão presentes nas **neuroesferas.**

Células-tronco pluripotentes induzidas (células iPS): Células muito parecidas com **células-tronco embrionárias (CTEs),** que são produzidas a partir de **células somáticas** normais por meio da introdução de um pequeno número de **genes** que codificam o comportamento **pluripotente.**

Citocinas: Proteínas reguladoras extracelulares que controlam o crescimento, a morte, a diferenciação ou outras funções celulares. As citocinas são similares aos **fatores de crescimento**, mas geralmente são produto de células do sistema imunológico.

Citoplasma: A parte da célula que não é o **núcleo.** Embora tenha a aparência de uma geleia clara no microscópio óptico, o citoplasma consiste de um conjunto complexo de estruturas organizadas que desempenham a maior parte das funções bioquímicas da célula, incluindo a síntese de **proteínas**, a secreção, a absorção, a transformação química de pequenas moléculas e assim por diante.

Clonagem: Produção de muitas cópias de uma molécula (normalmente, **DNA**), ou de uma célula, ou de um organismo inteiro, geneticamente idênticos.

Clonagem reprodutiva: A produção de uma cópia genética idêntica de um animal ou, potencialmente, de um ser humano. Nos animais, isso tem sido feito por meio da **transferência nuclear de células somáticas (TNCS)** para um **oócito**, ou por meio da introdução de **células iPS** em um embrião em seu estágio inicial, seguida da reprodução a partir do embrião **quimérico** resultante.

Clonagem terapêutica: O processo de criar um embrião por meio da **transferência nuclear de células somáticas** a um **oócito** e então usá-lo para criar uma linhagem de **células-tronco embrionárias (CTEs).**

Corpo embrionário: Uma estrutura que lembra um pouco um embrião, mas com estrutura bastante desorganizada, formada *in vitro* por meio da diferenciação de um conjunto de **células-tronco embrionárias.**

Cultura celular: Ver **cultura de tecidos.**

Cultura de tecidos (= cultura celular): Cultivo de células *in vitro*.

Diferenciadas/não diferenciadas: Com relação às células, uma célula diferenciada tem características específicas, normalmente visíveis no microscópio óptico, e uma função específica no corpo.

DNA (ácido desoxirribonucleico): O material que compõe os **genes.** O DNA é um polímero composto de quatro tipos de unidades químicas, chamadas nucleotídeos e representadas pelos símbolos A, C, T e G. Um gene consiste de um certo filamento de DNA que codifica uma **proteína.** A sequência específica dos nucleotídeos no gene codifica a sequência de aminoácidos na proteína que é sintetizada quando esse gene está ativo.

Ectoderme: A parte externa das três **camadas germinativas** que tipicamente compõem o corpo de um

embrião após a etapa da **linha primitiva.** A ectoderme posteriormente se diferencia para formar a epiderme e o sistema nervoso central.

Embrião: A primeira etapa de desenvolvimento de um ser humano ou animal. Os embriões mamíferos em estágio inicial dão origem à placenta e ao feto propriamente dito.

Embrião pré-implantação: O embrião de um mamífero em seu estágio inicial de vida independente, antes de se implantar no útero.

Endoderme: A parte mais interna das três **camadas germinativas** que tipicamente compõem o corpo de um embrião após a etapa da **linha primitiva.** A endoderme posteriormente forma o revestimento epitelial do aparelho digestivo e do sistema respiratório.

Enxerto alogênico / aloenxerto: Transplante de células, tecido ou órgão de um indivíduo para outro.

Enxerto autólogo / autoenxerto: Transplante de células, tecido ou órgão para o mesmo indivíduo do qual se originou.

Expressão gênica: A produção de **proteína** codificada por um **gene** em particular.

Fator de transcrição: Um tipo de **proteína** que regula a **expressão de genes** que codificam outras proteínas.

Fatores de crescimento: Proteínas reguladoras extracelulares que controlam o crescimento, a morte, a diferenciação e outras funções celulares. Similares às **citocinas,** mas geralmente são produtos de células não imunológicas. Alguns fatores de crescimento são **fatores indutores** ativos no desenvolvimento embrionário.

Fatores indutores: Proteínas extracelulares que controlam o desenvolvimento embrionário fazendo com que as células selecionem um caminho de desenvolvimento específico em resposta à concentração. Quimicamente, os fatores indutores são um subconjunto dos **fatores de crescimento** e das **citocinas**, e podem ter outras funções na vida após o nascimento.

Feto: Um **embrião** humano oficialmente se torna um feto após os primeiros dois meses de gestação. Nessa etapa, todos os órgãos são formados e estão amadurecendo, e a aparência visível é dominada pelos membros bem formados.

Fibroblasto: Um tipo de célula genérico que normalmente preenche espaços e secreta a proteína colágeno, tendo uma aparência alongada ou estrelada. Acredita-se que a maioria das células da **cultura de tecidos** se origine de fibroblastos.

Figuras mitóticas: A disposição dos cromossomos nas células durante a **mitose**.

Gene: Um filamento de **DNA** que codifica uma **proteína** específica. Quando um gene está ativo, dizemos que está sendo **expressado**.

Genoma: O conjunto completo de **genes** de uma espécie de animal ou de planta. Com raras exceções, cada **núcleo** celular contém o genoma completo.

Hematopoético: Relativo à formação do sangue e do sistema imunológico.

Hepatócito: O principal tipo de célula funcional do fígado.

HLA (Antígeno Leucocitário Humano, na sigla em inglês): Um conjunto de **genes** que codificam as **proteínas** responsáveis pela rejeição ao enxerto. Há vários genes no conjunto HLA e muitos **alelos** possíveis de cada. Os enxertos alogênicos entre indivíduos com HLA compatíveis tendem a ser mais bem tolerados do que entre indivíduos não compatíveis e requerem menos medicamentos imunossupressores para sobreviver.

Ilhotas de Langerhans: Pequenas estruturas no pâncreas contendo as **células beta** e outros tipos de células **endócrinas.**

Imuno-: Relativo ao sistema imunológico e, no contexto deste livro, especialmente as partes do sistema imunológico responsáveis pela rejeição a enxertos. Portanto, medicamentos *imuno*ssupressores podem inibir a rejeição a enxertos; camundongos *imuno*deficientes podem aceitar enxertos de células humanas; e gêmeos idênticos *imuno*compatíveis podem trocar enxertos entre si.

Insulina: Um hormônio, secretado pelas **células beta** do pâncreas, que é essencial para permitir a entrada de glicose nos músculos e nas células adiposas, além de outras funções metabólicas.

Isótopo: Um elemento químico normalmente tem mais de um isótopo, cada um deles caracterizado por uma massa atômica diferente. Muitos isótopos são estáveis, mas outros são radioativos e se decompõem em outros elementos com uma meia-vida característica.

Linfócitos: Células do sistema imunológico. São mais ou menos esféricas, com um núcleo grande e um citoplasma pequeno. Originam-se das **células-tronco hematopoéticas (CTHs)** da medula óssea e são encontrados no sangue. Os dois tipos principais são os linfócitos B, que produzem anticorpos, e os linfócitos T, responsáveis pela identificação e destruição de organismos infecciosos, e também pela rejeição de enxertos.

Linfócitos T: Ver **linfócitos.**

Linha primitiva: Uma massa de células no **embrião** de um mamífero em seu estágio inicial, em que as células estão se movendo para formar as três **camadas germinativas** e onde os **fatores indutores** estão ativos para gerar as primeiras grandes subdivisões da estrutura corporal.

Massa celular interna: O aglomerado de células no estágio de **blastocisto** do **embrião** de um mamífero. Forma o embrião e também algumas camadas da placenta.

Mesoderme: A camada intermediária das três **camadas germinativas** que se formam após a etapa da **linha primitiva** do **embrião** em sua fase inicial de desenvolvimento. Posteriormente, formará os músculos, o esqueleto, outros **tecidos conjuntivos**, os rins e as gônadas.

Mitose: O processo de divisão celular, compreendendo a segregação de conjuntos de cromossomos para as células-filhas e a divisão física da célula em duas.

Neuroesferas: Pequenas aglomerações de células que podem ser cultivadas em suspensão em um meio que contenha os **fatores de crescimento** EGF e FGF. As neuroesferas contêm **células-tronco neurais** e **células amplificadoras transitórias**, e podem se diferenciar em **neurônios, astrócitos** e **oligodendrócitos.**

Neurônio: Uma célula nervosa. Os neurônios podem estimular outros neurônios, ou células musculares ou glandulares, por meio de impulsos elétricos que percorrem as fibras nervosas e causam a liberação de substâncias neurotransmissoras adjacentes às células-alvo.

Nicho: Um microambiente favorável à sobrevivência, proliferação e funcionamento contínuo de **células-tronco de tecidos específicos.**

Núcleo: O núcleo de uma célula é uma estrutura mais ou menos esférica cercada por uma membrana e contém os **genes.**

Oligodendrócito: Um tipo de **célula glial** no sistema nervoso central responsável pela produção de bainhas de mielina, que funcionam como isolamento elétrico para as fibras nervosas.

Oncogene: Um **gene** que apresenta comportamento similar ao de um tumor nas células quando está ativo em um nível excessivo.

Oócito: Uma **célula germinativa** feminina. Um oócito primário é formado após a última divisão de suas **células germinativas** precursoras, o que nos mamíferos ocorre durante a vida fetal. Os oócitos primários persistem no ovário durante os anos de fertilidade. Sob estímulo hormonal, eles são liberados e amadurecem. A fertilização ocorre no estágio de amadurecimento conhecido como oócito secundário, coloquialmente chamado de "óvulo".

Óvulo: Neste livro, é usado de maneira coloquial, de modo que "óvulo não fertilizado" se refere a um **oócito** secundário, e "óvulo fertilizado", a um oócito fertilizado.

Passagem: O número de vezes que uma linhagem celular foi subcultivada desde que foi isolada do organismo.

Pluripotente, pluripotência: A capacidade de se diferenciar, geralmente através de uma sequência de estágios de desenvolvimento, em todos os tipos de célula normalmente encontrados no corpo. O termo para isso costumava ser **"totipotência"**, mas caiu em desuso.

Pós-mitótica: Referente a uma célula que passou por sua última divisão celular (**mitose**) e não se dividirá novamente.

Pós-natal: Após o nascimento, referente a um mamífero jovem ou adulto.

"Pretensa terapia com células-tronco": Um termo usado apenas neste livro para indicar formas de terapia com células-tronco sem uma lógica clara ou evidência de eficácia.

Proteína: As proteínas compõem a maior parte do conteúdo de uma célula e realizam a maioria de suas funções específicas. São moléculas grandes, que são polímeros de pequenas unidades chamadas aminoácidos. Cada proteína é codificada por um **gene**, e a sequência de aminoácidos na molécula de proteína depende da sequência de A, C, T e G no DNA.

Quimera: Um animal composto de duas populações de células geneticamente diferentes. Por exemplo, um camundongo formado de um embrião injetado com **células-tronco embrionárias (CTEs)** consiste, em parte, de descendentes das CTEs e, em parte, de descendentes das células embrionárias originais.

Tecido conjuntivo: O tecido entre outras estruturas, como a derme da pele, e várias cápsulas e bainhas, que são, em grande parte, compostas de fibroblastos. O termo geralmente também inclui ossos, cartilagens, tendões e ligamentos.

Tecido de renovação: Um tecido em que as células diferenciadas são continuamente substituídas por divisão celular a partir de uma população de **células-tronco de tecidos específicos.** Exemplos são a epiderme, o sangue, o revestimento do intestino e os testículos.

Teratoma: Tumor contendo uma grande variedade de tecidos, muitas vezes caracterizado por aqueles formados por todas as três **camadas germinativas** embrionárias. Os teratomas podem ser espontâneos, geralmente se originando de **células germinativas.** No contexto das pesquisas com células-tronco, a formação de um teratoma contendo uma grande variedade de tecidos é o melhor critério para a **pluripotência** de **células-tronco embrionárias (CTEs) humanas** ou **células-tronco pluripotentes induzidas (iPS).**

Totipotência: Ver **pluripotência.**

Transferência nuclear de células somáticas (TNCS): Substituição do **núcleo** de um **oócito** secundário pelo de uma **célula somática.** Se bem-sucedida, o embrião resultante terá a constituição genética do núcleo doador. Esse é um método de **clonagem reprodutiva** ou **terapêutica** de animais.

Transplante de células-tronco hematopoéticas (TCTH): Transplante terapêutico de CTHs oriundas da medula óssea, do sangue periférico ou do sangue do cordão umbilical.

Trofectoderme: A camada externa do **embrião** de um mamífero no estágio de **blastocisto**. É a primeira estrutura a se diferenciar no embrião, tornando-se parte do que posteriormente será a placenta.

LEITURAS COMPLEMENTARES

A área pública do site da Sociedade Internacional de Pesquisa com Células-Tronco (ISSCR) contém algumas seções muito acessíveis e informativas: http://www.isscr.org/public/index.htm

O site dos Institutos Nacionais de Saúde (NIH) dos Estados Unidos também contém muitas informações úteis: http://stemcells.nih.gov/info/

Há muitos livros sobre células-tronco. Aqui estão alguns deles:

GOLDSTEIN, L. S. B.; SCHNEIDER, M. *Stem Cells for Dummies*. Hoboken NJ: Wiley Inc., 2010. (Introdutório, mas não exatamente para leigos)

COHEN, C. B. *Renewing the Stuff of Life: Stem Cells, Ethics and Public Policy*. Oxford: Oxford University Press, 2007. (Questões jurídicas e morais de células-tronco embrionárias humanas)

SCOTT, Christopher Thomas. *Stem Cell Now: A Brief Introduction to the Coming Medical Revolution*. Nova York: Plume, 2006. (Trata principalmente de aspectos legais e éticos)

MUMMERY, C.; WILMUT, I.; VAN DE STOLPE, A.; ROELEN, B. *Stem Cells: Scientific Facts and Fiction*. Londres: Academic Press, 2011. (Análise científica belamente ilustrada)

GREEN, H. *Therapy with Cultured Cells*. Singapura: Pan Stanford Publishing Pte, 2010. (Um relato um tanto conciso do trabalho com células cutâneas produzidas em laboratório)

Os seguintes artigos publicados em revistas científicas são mais difíceis de ler, mas oferecem uma introdução à literatura científica elementar.

Biologia elementar

BAKER, M. "Fast and Furious" (about iPS cells). *Nature* n. 458, 2009, p. 962-965.

CROSNIER, C.; STAMATAKI, D.; LEWIS, J. "Organizing cell renewal in the intestine: stem cells, signals and combinatorial control". *Nature Reviews Genetics* n. 7, 2006, p. 349-359.

FUCHS, E. "Scratching the surface of skin development". *Nature* n. 445, 2007, p. 834-842.

KELLER, G. "Embryonic stem cell differentiation: emergence of a new era in biology and medicine". *Genes & Development* n. 19, 2005, p. 1129-1155.

KONDO, M.; WAGERS, A. J.; MANZ, M. G.; PROHASKA, S. S.; SCHERER, D. C.; BEILHACK, G. F.; SHIZURU, J. A.; WEISSMAN, I. L. "Biology of Hematopoietic Stem Cells and Progenitors: Implications for Clinical Application". *Annual Review of Immunology* n. 21, 2003, p. 759-806.

KOSTER, M. I.; ROOP, D. R. "Mechanisms Regulating Epithelial Stratification". *Annual Review of Cell and Developmental Biology* n. 23, 2007, p. 93-113.

ROBERT, J. S. "Model systems in stem cell biology". *BioEssays* n. 26, 2004, p. 1005-1012.

SHENGHUI, H.; NAKADA, D.; MORRISON, S. J. "Mechanisms of Stem Cell Self-Renewal". *Annual Review of Cell and Developmental Biology* n. 25, 2009, p. 377-406.

VOGEL, G. "Diseases in a Dish Take Off". *Science* n. 330, 2010, p. 1172-1173.

YAMANAKA, S. "A Fresh Look at iPS Cells". *Cell* n. 137, 2009, p. 13-17.

YANG, X.; SMITH, S. L.; TIAN, X. C.; LEWIN, H. A.; RENARD, J-P.; WAKAYAMA, T. "Nuclear reprogramming of cloned embryos and its implications for therapeutic cloning". *Nature Genetics* n. 39, 2007, p. 295-302.

Terapia com células-tronco

ABDEL-LATIF, A.; BOLLI, R.; TLEYJEH, I. M.; MONTORI, V. M.; PERIN, E. C.; HORNUNG, C. A.; ZUBA-SURMA, E. K.; AL-MALLAH, M.; DAWN, B. "Adult Bone Marrow-Derived Cells for Cardiac Repair. A Systematic Review and Meta-analysis". *Archives of Internal Medicine* n. 167, 2007, p. 989-997.

ANON. "Surgical Treatment for Parkinson's Disease: Neural Transplantation". *Movement Disorders* n. 17, 2002, p. S148-S155.

ATALA, A. "Recent developments in tissue engineering and regenerative medicine". *Current Opinion in Pediatrics* n. 18, 2006, p. 167-171.

BORDIGNON, C. "Stem-cell therapies for blood diseases". *Nature* n. 441, 2006, p. 1100-1102.

COUZIN-FRANKEL, J. "Replacing an Immune System Gone Haywire". *Science* n. 327, 2010, p. 772-774.

GOLDRING, C. E. P.; DUFFY, P. A.; BENVENISTY, N.; ANDREWS, P. W.; BEN-DAVID, U.; EAKINS, R.; FRENCH, N.; HANLEY, N. A; KELLY, L.; KITTERINGHAM, N. R.; KURTH, J.; LADENHEIM, D.; LAVERTY, H.; MCBLANE, J.; NARAYANAN, G.; PATEL, S.; REINHARDT, J.; ROSSI, A.; SHARPE, M.; PARK, B. K. "Assessing the Safety of Stem Cell Therapeutics". *Cell Stem Cell* n. 8, 2011, p. 618-628.

GREEN, H. "The birth of therapy with cultured cells". *BioEssays* n. 30, 2008, p. 897-903.

HARLAN, D. M.; KENYON, N. S.; KORSGREN, O.; ROEP, B. O.; Immunology of Diabetes Society. "Current Advances and Travails in Islet Transplantation". *Diabetes* n. 58, 2009, p. 2175-2184.

LINDVALL, O.; HYUN, I. "Medical Innovation Versus Stem Cell Tourism". *Science* n. 324, 2009, p. 1664-1665.

LINDVALL, O.; KOKAIA, Z. "Stem cells for the treatment of neurological disorders". *Nature* n. 441, 2006, p. 1094-1096.

MAZIARZ, R. T.; DRISCOLL, D. "Hematopoietic Stem Cell Transplantation and Implications for Cell Therapy Reimbursement". *Cell Stem Cell* n. 8, 2011, p. 609-612.

MOONEY, D. J.; VANDENBURGH, H. "Cell Delivery Mechanisms for Tissue Repair". *Cell Stem Cell* n. 2, 2008, p. 205-213.

PASSIER, R.; VAN LAAKE, L. W.; MUMMERY, C. L. "Stem-cell-based therapy and lessons from the heart". *Nature* n. 453, 2008, p. 322-329.

RAMA, P.; MATUSKA, S.; PAGANONI, G.; SPINELLI, A.; LUCA, M. D.; PELLEGRINI, G. "Limbal Stem-Cell Therapy and Long-Term Corneal Regeneration". *New England Journal of Medicine* n. 363, 2010, p. 147-155.

RONAGHI, M.; ERCEG, S.; MORENO-MANZANO, V.; STOJKOVIC, M. "Challenges of Stem Cell Therapy for Spinal Cord Injury: Human Embryonic Stem Cells, Endogenous Neural Stem Cells, or Induced Pluripotent Stem Cells?" *Stem Cells* n. 28, 2010, p. 93-99.

ÍNDICE REMISSIVO

6-hidroxidopamina 83

A

aborto 82
alelos 23-24, 119, 156
anticorpo Ki-67 102
anticorpos em técnica de marcação 102
aplicações para células-tronco embrionárias 46
astrócitos 111, 151-152, 158
ataxia-telangiectasia 139-140
autoimunidade 122
    e diabetes tipo 1 72, 73, 75, 79, 122

B

bancos de sangue 121
Banting, Frederick 71
Best, Charles 71
blastocisto 33, 35-36, 38, 146, 152, 157, 161
blastocistos 38, 67
Boas Práticas de Produção (BPP) para cultura celular 69
Briggs, Robert 52-53
bromodeoxiuridina (BrdU) 99, 102
Bush, presidente George W. 58, 136-137

C

camadas de células 12, 31, 33
camadas germinativas 31, 33, 41, 64, 150, 154, 157-158, 160
camundongos
    células beta 77
    células iPS 59, 61, 63-66
    células-tronco embrionárias 31, 33, 35
    epitélio intestinal 99
    radiação 116
    receptores de CTEs humanas 36, 38
camundongos geneticamente modificados 31, 39
câncer
    células não diferenciadas no 11
    tratamento para 115, 146
    ver também teratomas
Capecchi, Mario 39
carbono-14 (C14) 108
cardiomiócitos 10, 46, 86-89, 106-107, 137, 146-147
    regeneração 107-108, 110
Carrel, Alexis 16
células alimentadoras 35-36, 40, 62, 63, 126, 128, 150
células amplificadoras transitórias 12-13, 97-98, 100-101, 111, 120, 124, 151, 158
    ver também células progenitoras
células beta 22, 44, 72-73, 75-79, 81, 105-106, 146-147, 151, 156-157
    produção 76
    regeneração 106
células cutâneas diferenciadas 11-12

células diferenciadas 10-12, 14, 21, 41, 45, 69, 94, 97, 101, 148, 160
células endócrinas 72, 76-77, 106, 151, 156
   regeneração 105
células epidérmicas 98
   cultura *in vitro* 126-128
células epiteliais 19
   no intestino delgado 97, 99
células exócrinas, regeneração 105
células germinativas 38, 63, 150-151, 159-160
células gliais 151
células iPS personalizadas 25
células não diferenciadas 11, 14, 32, 37, 104
células ovais 105, 113
células pós-mitóticas 96, 103
células produtoras de dopamina 80
células progenitoras 12-13, 76, 88-89, 98, 104, 106, 151
   ver também células amplificadoras transitórias
células-satélite musculares 104, 113
células-tronco adultas 15, 67, 113
   células iPS como 67
   existência de 112
células-tronco de tecidos específicos 7, 13, 15-16, 21, 67, 94-95, 101, 146, 150, 158, 160
células-tronco hematopoéticas (CTHs) 22, 25, 100-101, 111-112, 115, 120-121, 140, 157, 161

células-tronco mesenquimais (CTM) / células estromais de medula 112, 152
células-tronco neurais 152
células-tronco pluripotentes 15
   em adultos 112
   vs. células-tronco de tecidos específicos 13
cérebro, capacidade regenerativa 106-107, 109
   ver também neurônios
ciclo celular 95, 103
citocinas 44, 153, 155
   ver também fatores de crescimento
citoplasma 10, 96, 153, 157
classificação celular ativada por fluorescência 100
clonagem 50-51, 53-58, 65, 67, 161
   de células iPS 66
   terapêutica 54, 56, 58, 65
clonagem humana 51, 58
clonagem molecular 50-51
clonagem reprodutiva 54, 57-58, 67, 161
clonagem terapêutica 54, 56, 58, 65
compatibilidade de HLA 118-119
comportamento das células-tronco 13
concepto 32
   ver também embriões
coração
   capacidade regenerativa 106, 110
   doenças 85, 87-89
   terapia com células-tronco 115, 125

corpos embrionários 36-37, 41
crescimento celular *in vitro* 14, 16, 20
    da epiderme 125, 127
    de neuroesferas 111
    ver também cultura de tecidos
criptas de Lieberkühn 97
CTEs (células-tronco embrionárias) 14-16, 25, 31, 34-50, 54, 57-59, 62-67, 69, 78, 82, 89-90, 93-94, 112-113, 135-138, 152-153, 160-161
    aplicações 36
    desenvolvimento 31-33
cultura celular *ver* cultura de tecidos
cultura celular personalizada, custos 68
cultura de tecidos 14, 16-20, 22, 25-26, 34-36, 39-40, 48, 66, 111-112, 120-121, 150, 154, 156
    Boas Práticas de Produção (BPP) 69, 128
    células alimentadoras 35
    neuroesferas 111
    seleção genética 39

D

data de nascimento das células 108
debate ético 46, 135
    e células iPS 66
    e fetos abortados 81-82
    equivalente *in vitro* 35
    humano 40
    implante 41
    oferta 42
    para clonagem terapêutica 54, 56, 58, 65
    vs. células iPS 63-64
de células-tronco embrionárias 159
definição de células-tronco 11, 94
degeneração macular relacionada à idade (DMRI) 91
desenvolvimento de células-tronco embrionárias 43
diabetes 68, 70-72, 74, 77-78, 81, 87, 89, 135, 146
diabetes tipo 1 72-73, 75, 79, 122
diabetes tipo 2 73, 79
divisão celular *ver* mitose
DNA (ácido desoxirribonucleico) 8, 10, 38, 40, 50, 53, 62, 66-67, 95, 99, 102-103, 108-110, 116, 124, 139, 149, 153-154, 156, 160
    replicação 95
    síntese 103
doadoras de óvulos 56
doença de Batten 131
doença de Parkinson 79-85, 87, 89, 146
doença de Pelizaeus-Merzbacher 131
doença do enxerto contra o hospedeiro 117-120, 122
Dolly, ovelha 53, 54

E

ectoderme 31, 41, 64, 95, 150, 154
    ver também trofectoderme
efeito placebo 134
efeitos parácrinos 133

embrião pré-implantação 32, 47
embriões
   mamíferos 35
   rãs 51, 52
endoderme 31, 41, 64, 76-77, 94, 150, 154
engenharia de tecidos 140, 147-148
enxerto de tecidos 22, 24
enxertos alogênicos 26, 125, 144, 156
   transplante de ilhotas como 74
enxertos autólogos 26
enxertos de
   células-tronco pluripotentes 7, 15, 25, 50, 56, 60, 69, 72, 75-78, 82, 84-85, 87, 92, 94, 112, 136, 140, 146-148, 161
   coração 131
   epiderme 125, 127, 129
   TCTH 115, 119
enxertos de córnea 129
enxertos de mesencéfalo 80
enxertos de pele 116, 125-126, 128
enxertos de tecido 24, 77, 81
enzima tripsina 17
epidermólise bolhosa 129, 142
epitélio pigmentar da retina (EPR) 91
estimulação cerebral profunda 84
estudos clínicos 28
   futuro dos 146
etapa da linha primitiva 154, 158

Evans, Martin 35, 39
evolução em cultura de tecidos 19
expansão de tecidos 96
experimento em embriões humanos, estágio máximo 34
expressão gênica 11, 20, 36, 40, 53-54

F

fatores de crescimento 19-20, 35, 36, 44, 111, 120, 140, 150, 153, 155, 158
fatores de transcrição 38, 57, 94, 147
fatores indutores 43-44, 83, 88, 155, 157
fertilidade, clonagem para tratamento de 56
fertilização *in vitro* (FIV) 42
   células-tronco pluripotentes induzidas (células iPS) 7, 15, 56, 60, 151-152, 161
   coleta 66
   debates éticos 66
   e reprogramação direta 66, 146-148
   vs. células-tronco embrionárias 62
fetos 15, 81-82, 84, 139-140
fibroblastos 18-19, 34, 57, 59, 65, 86, 110, 156, 160
fígado, capacidade regenerativa 96
figuras mitóticas 102
Food and Drug Administration (FDA), agência de vigilância sanitária dos Estados Unidos 8, 69
Friedenstein, Alexander 112

Frisén, Jonas 107
futuro das pesquisas sobre células-tronco 138-139, 145

G

gêmeos idênticos 24, 33, 51, 76, 118, 157
gene c-Myc 57, 59, 66
gene Klf4 57, 59
gene Oct4 38, 57, 61
genes 23, 156
   e DNA 53
   essenciais 57, 77
   ver também sistema HLA
genes causadores de câncer (oncogenes) 57, 124
gene Sox2 38, 57
genomas 11, 156
glicoproteínas 23
glóbulos brancos 22, 48, 59, 65-67
   ver também linfócitos T
Good, Robert 119, 123
Green, Howard 126-127
grupos de genes 119
Gurdon, John 52-53

H

hepatócitos 10, 22, 46, 105, 150-151
hipoglicemia despercebida 74

I

ilhotas de Langerhans 72, 77, 150
impacto econômico do TCTH 143-144
imunodeficiências, tratamento para 124
indução embrionária, descoberta da 51
Instituto de Medicina Regenerativa da Califórnia (CIRM) 136-137
Institutos Nacionais de Saúde (NIH) 137
interesse profissional em células-tronco 20
intestino, revestimento epitelial do 97
investimento em pesquisas 139
irmãos
   gêmeos idênticos 24, 33, 51, 76, 118, 157
   transplante alogênico 119
isótopos 110, 157

K

Kaufman, Matthew 35
King, Thomas 52-53

L

Langerhans, Paul 72
L-DOPA 80, 82, 84
Leblond, Charles Philippe 96, 98, 102, 106
leucemia, tratamento para 119, 123
Lieberkühn, John 97
limbo e enxertos de córnea 130
linfócitos 65, 76, 101, 118-119
   ver também linfócitos T
linfócitos T 23, 117-118, 157
   ver também linfócitos
linhagens celulares específicas do paciente 65
Loutit, J. F. 116
Luca, Michele de 129, 130

M

Main, Joan 116
mamíferos
   clonagem 55
   desenvolvimento embrionário 32
   ver também camundongos
Martin, Gail 35
Medawar, Peter 116
medicamentos
   efeitos colaterais 71
   imunossupressores 24, 65, 75, 92, 119, 141, 143, 145, 156-157
   L-DOPA 80
   riscos 70
   testados em camundongos 39, 77, 88
medicamentos imunossupressores 24, 65, 75, 92, 119, 141, 143, 145, 156-157
medula óssea 7, 13, 22, 25, 30, 100-101, 112, 115-120, 122-124, 132-133, 141-142, 144, 145, 152, 157, 161
   ablação 122
   transplante *ver* transplante de células-tronco
mesoderme 31, 41, 64, 88, 94-95, 104, 150
microtúbulos 95
mitose 96, 102, 156, 159
monocamadas de células em cultura de tecido 17
morfogenes 43
músculo esquelético 37, 104

N

neuroesferas 111-112, 140, 152, 158
neurônios 62, 90, 158
   e doença de Parkinson 79-84
   regeneração 103, 105-106
neurônios dopaminérgicos 80-84, 146
nicho 13, 79, 140
Nightlight 47
níveis de açúcar no sangue 74
níveis de glicose 74, 78
núcleo 10, 11, 52-55, 59, 65, 110, 132, 153, 156-158, 161

O

Obama, presidente Barack 138
olhos
   enxertos de córnea 129
   terapia celular para 91, 93
oligodendrócitos 90, 111, 151-152, 158
oncogenes 57, 124
oócitos 42, 56, 65, 159

P

pâncreas 22, 71-72, 74, 76-77, 101, 105-106, 132, 151, 156-157
passagens (subculturas) 17
patologia e camundongos como modelo experimental 39
Pellegrini, Graziella 129
pesquisas
   restrições 137
   velocidade das 138-139, 144, 146
placenta 32-33
pluripotência de células-tronco embrionárias 41

Prehn, Richmond 116
pretensa terapia com células-
-tronco 26, 87, 139
produção de insulina 75
progenitoras de linfócitos 101
progenitoras mieloides 101
   ver também medula óssea
proteínas 10-12, 23, 38, 43, 57, 95, 102, 120, 131, 153, 155-156, 160
   faltantes 127, 129
   fatores de transcrição 38
Protocolo de Edmonton 74

Q

queimaduras, tratamento para 125, 127-128
queratinócitos 11-12, 52, 150
quimeras 37, 63, 67
   linhagem germinativa 63

R

radiação e CTHs 100, 115-117
radioisótopos liberados na atmosfera 107-108
rãs 51
   movimento celular 31
rato do Colégio Real de Cirurgiões (RCS) 92
regeneração da medula espinhal 89
reimplantação celular 147
religião e o debate ético 46
renovação celular 21, 94-96, 102-103, 107-108, 110
reprogramação direta 146-148
retina, terapia celular para 91
riscos associados com TCTH 121, 142-143

S

segurança
   em pesquisas clínicas 69, 78
   em terapia celular epidérmica 128
seleção de genes 40
sistema HLA (antígeno leucocitário humano) 23, 118
sistema imunológico como problema para terapia celular 24
sistema nervoso central (SNC) 31, 111, 131, 140, 149, 151-152, 154, 158
   terapia celular para 130
Smithies, Oliver 39
Sociedade Internacional de Pesquisas com Células--Tronco (ISSCR) 29-30
Spalding, Kirsty 107
Spemann, Hans 51-52
suspensões de células 18

T

tecido de renovação 13, 97
tecidos conjuntivos 31, 96, 113, 158
técnica de marcação 102
temperatura de culturas de tecidos 18
terapia de transplante ocular 91
terapia gênica
   enxertos epidérmicos 128
   TCTH 123
terapia real com células-tronco 129
teratomas 41, 64, 69, 83, 85, 90, 92, 147, 160

de células-tronco embrionárias humanas 40
risco relativo 84, 91
teste de complementação tetraploide 64
testes 107
Thomas, E. Donnall 117
Thomson, James 40
Tolar, Jakub 7, 142
totipotência 159
transdiferenciação 132
transferência nuclear de células somáticas (TNCS) 54, 57-58, 65, 153, 161
transplante de células-tronco hematopoética (TCTH) 8
lições do 140-142, 144
transplante de ilhotas 72, 74-75, 78, 81
transplante de medula óssea
ver transplante de células-tronco hematopoéticas (TCTH)
transplante de sangue de cordão umbilical 121
transplante do núcleo 52
transplante nuclear 53
trofectoderme 32, 40-41, 149
ver também ectoderme
turismo de células-tronco 26-27
ver também pretensa terapia com células-tronco

V

Viacyte Inc. 44
vírus transportadores de genes 62-63

W

Wagner, John 142
Weissman, Irving 100, 141
Wilmut, Ian 53
Woo Suk, Hwang 59

Y

Yamanaka, Shinya 56, 114

Lista de ilustrações

1 O conceito de uma célula-tronco / Slack, J. M.W. *Essential Developmental Biology*. 2. ed. Oxford: Blackwell, 2005, fig. 13.5. / 12

2 Células crescendo em cultura de tecido / Cortesia de Michael W. Davidson, Molecular Expressions / 18

3 Embriões humanos em estágio de pré-implantação / Cortesia de Kim Stelzig e Meri Firpo, Instituto de Células-Tronco da Universidade de Minnesota / 33

4 Uma colônia de CTEs humanas em cultura / Cortesia de Lucas Greder, Instituto de Células-Tronco da Universidade de Minnesota / 34

5 Propriedades das CTEs de camundongos / Slack, J. M.W. *Essential Developmental Biology*. 2. ed. Oxford: Blackwell, 2005, fig. 10.13 modificada / 37

6 Um exemplo de procedimento usado para controlar a diferenciação de CTEs humanas / 44

7 Procedimentos usados para clonagem de mamíferos inteiros / Slack, J. M.W. *Essential Developmental Biology*. 2. ed. Oxford: Blackwell, 2005, fig. 2.2 / 55

8 Procedimento para produzir células-tronco pluripotentes induzidas (iPS) / Slack, J. M. W.; Dutton, J. R. "Induced pluripotent stem cells and the prospects for cardiac cell therapy". In: Vlodaver, Z. (Org.) *Coronary Heart Disease: Clinical, Pathological, Imaging and Molecular Profiles*, cap. 13, fig. 3. Usada com permissão de Springer Science + Business Media / 60

9 Células iPS de camundongos / Cortesia de James Dutton, Instituto de Células-Tronco da Universidade de Minnesota / 61-62

10 Uma colônia de células iPS humanas / Cortesia de Lucas Greder, Instituto de Células-Tronco da Universidade de Minnesota / 63

11 Células-tronco intestinais / Fuchs, E. "The Tortoise and the Hair: Slow-Cycling Cells in the Stem Cell Race". *Cell* n. 137, 2009, p. 811-819, fig. 4 / 97

12 Seções microscópicas do epitélio intestinal de um camundongo / a) Cortesia de AbCAM plc. b-d) Barker, N. et al. "Identification of stem cells in small intestine and colon by marker gene Lgr5". *Nature* n. 449, 2007, p. 1003-1007, fig. 5 c-e. Usada com permissão da Macmillan Publishers Ltd / 99

13 O método C14 para determinar o "nascimento" das células / Spalding, K. L. et al. "Retrospective birth dating of cells in humans". *Cell* n. 122, 2005, p. 133-143, fig. 3. Usada com permissão da Elsevier / 109

14 Histórico enxerto de pele de um camundongo branco em um camundongo malhado / Main, J. M.; Prehn, R. T. "Successful skin homografts after the administration of high dosage X-radiation and homologous bone marrow". *Journal of the National Cancer Institute* n. 15, 1955, p. 1023-1029, fig. 64. Usada com permissão da Oxford University Press / 118

15 Seção microscópica mostrando enxertos de pele em uma vítima de queimadura / Compton, C. C. et al. "Skin regenerated from cultured epithelial autografts on full thickness burn wounds from 6 days to 5 years after grafting: a light, electron microscopic and immunohistochemical study". *Laboratory Investigation* n. 60, 1989, p. 600-612, figs. 10-12. Usada com permissão da Macmillan Publishers Ltd / 126

A editora e o autor pedem desculpas por quaisquer erros ou omissões na lista acima. Se contatados, eles terão prazer em retificar as informações na primeira oportunidade.